普通高等教育基础课系列教材

医用物理实验教程

主 编　刘艳峰　刘竹琴　杨能勋
参 编　曹冬梅　石延梅　苗红梅

机 械 工 业 出 版 社

本书是依据新时代高校课程教学改革的精神和医用物理教学大纲的要求，在认真总结医用物理实验教学经验的基础上，结合物理实验教学的特点和时代要求编写而成的。本书系统地介绍了医用物理实验的基本方法、基本技能以及误差理论知识，主要涉及与医学关系密切的内容，为培养医学专业学生的创新能力提供了教学条件。书中的每个实验项目都有明确的实验目标、简明扼要的实验原理、详细的操作步骤以及需要注意的事项，这不仅有利于学生自学，而且还有利于培养学生的独立思考、分析和解决问题的能力。

　　本书主要供临床医学、医学检验、影像、麻醉、儿科、口腔、卫生、预防医学、护理、康复、中医、药学、制药等专业的本科生使用，也可供职业技术院校的师生参考。

图书在版编目（CIP）数据

医用物理实验教程/刘艳峰，刘竹琴，杨能勋主编 . —北京：机械工业出版社，2021. 12

普通高等教育基础课系列教材

ISBN 978-7-111-69836-4

Ⅰ. ①医… Ⅱ. ①刘… ②刘… ③杨… Ⅲ. ①医用物理学 – 实验 – 高等学校 – 教材 Ⅳ. ①R312 –33

中国版本图书馆 CIP 数据核字（2021）第 254108 号

机械工业出版社（北京市百万庄大街22 号　邮政编码100037）

策划编辑：李永联　　　　　责任编辑：李永联
责任校对：潘　蕊　刘雅娜　封面设计：马精明
责任印制：李　昂

北京中科印刷有限公司印刷

2022 年1 月第1 版第1 次印刷

184mm×260mm · 9. 5 印张 · 231 千字

标准书号：ISBN 978 - 7 - 111 - 69836-4

定价：29. 00 元

电话服务　　　　　　　　　网络服务

客服电话：010 – 88361066　机 工 官 网：www. cmpbook. com

　　　　　010 – 88379833　机 工 官 博：weibo. com/cmp1952

　　　　　010 – 68326294　金 书 网：www. golden – book. com

封底无防伪标均为盗版　机工教育服务网：www. cmpedu. com

前　言

本书的编写根据新时代高校课程教学改革的精神，坚持把立德树人作为教学的中心环节，把思想政治工作贯穿于教育的全过程，实现全程育人、全方位育人，努力培养德智体美劳全面发展的社会主义建设者和接班人。在编写中，编者参照了许多高校使用的医用物理实验教材，并结合延安大学的实际需要构建教材的结构体系和内容。本书的特点主要体现在以下几个方面：

1）建立了新的结构体系，即以基本知识、基本方法、基本技能训练为基础，以科学实验的基础能力和创新能力培养为主线，以课程思政为目标的新体系，比传统体系更加完善和合理。

2）教材内容紧跟时代，在编写中融入了课程思政元素，将传统的实验目的改为实验目标，包括知识目标、能力目标和价值目标，有利于老师们实施课程思政，有利于实现"知识传授"和"价值引领"的有机结合。

3）增加了物理学家及其主要贡献简介，拓宽了实验内容的广度，在部分实验中增加了拓展性实验，拓展了实验内容的深度，有利于老师们因材施教，有利于开展开放性实验教学。

4）在实验内容编写中，对基础性实验不但原理叙述清楚、公式推导完整，而且给出了具体的步骤、方法及注意事项等，以便学生掌握基本的实验理论知识及实验技能。对拓展性实验，则只是在已做实验的基础上，利用现有仪器，让学生自行设计实验方案，以便培养学生的思维能力、解决问题的能力和创新能力。

5）注重了人文环境的熏陶和新实验技术的引进，力争缩短基础与应用、教学与科研、教材与新时代科学技术之间的距离。

我们在编写中还注意加强教材的系统性、启发性和实用性。教材内容的覆盖面较广，可供临床医学、麻醉、检验、影像、法医、口腔、预防、护理及药学专业的学生使用。

全书共五章，第一章测量误差的基本知识，主要介绍了测量与误差、有效数字、不确定度与测量结果的评定、常用数据的处理方法等。第二章医用物理实验预备知识，主要介绍了力、热实验，电磁实验，光学实验中常用基本仪器的使用及注意事项。第三章基础性实验，共编写了13个实验项目。第四章综合性实验，共编写了9个实验项目。第五章设计性实验，共编写了8个实验项目。全书共30个实验项目。

本书由延安大学物理与电子信息学院的刘艳峰、刘竹琴、杨能勋、曹冬梅、石延梅、苗红梅老师共同编写。本书虽然是这几位老师着手编写，但也是一项在继承基础上的集体创作，融入了不少老同志的贡献。实验教材和实验课教学的改革都离不开实验室的建设和发展，无论是实验项目的申报、准备和开设，还是教材的策划与编写，都是实验室全体任课老师和实验技术与管理人员共同辛勤劳动的成果，是集体智慧的结晶，编者在此对关心和支持本书编写的所有同志表示衷心的感谢！本书的编写也参考了许多兄弟院校的教材，编者在此对这些教材的作者表示衷心的感谢！

　　本书的编写虽然下了很大功夫，做了许多调查和探索，但由于编者水平有限，书中错误和不合理之处在所难免，敬请读者批评指正！

编　者
2021 年春于延安

目　录

绪　　论

纸上得来终觉浅，绝知此事要躬行。

——陆游

问渠哪得清如许？为有源头活水来。

——朱熹

一、医用物理实验课的地位、作用和任务

医用物理实验是医学类高等院校对学生进行科学实验基本训练的重要课程，也是一门独立开设的基础必修实践课程，还是学生进入大学之后接受系统的实验技能训练的开始和后续实验课程的基础。在培养学生的科学思维和科学探究，提高创新意识和动手能力方面，医用物理实验课起着其他课程无法代替的作用。

本课程的主要任务是：

1）使学生通过对实验现象的观察、分析和研究，学习物理实验基础知识和设计思想，理解和应用物理学原理。

2）培养学生的科学实验能力：通过阅读实验教材和查阅参考资料，正确理解实验内容；借助教材或仪器说明书，正确使用仪器；运用物理学理论对实验现象进行初步分析和判断；正确记录和处理实验数据，撰写合格的实验报告；能够根据实验目的和仪器独立设计出合理的实验。

3）提高学生的实验素养：理论联系实际、实事求是的科学作风，严肃认真、一丝不苟的工作态度，主动研究、积极创新的探索精神以及遵守纪律、爱护公物、团结协作的优良品德。

二、医用物理实验课的基本程序

在实验教师的指导下，学生在医用物理实验课中要充分发挥自身的独立性和主动性。整个实验过程一般分为三个阶段。

1. 课前预习

实验前必须认真预习，仔细阅读实验教材或查阅有关资料，明确要完成的实验目标、原理、步骤、要求，初步了解有关测量仪器的主要性能、使用方法和注意事项等，并写出预习报告后方可进实验室进行实验；对于设计性实验，需要根据实验目的和实验仪器设计实验方案和基本步骤，设计出合理的实验数据记录表格，以便在实验过程中能够方便地记录和处理实验数据。在此基础上，写出实验预习报告。

实验预习报告主要包括：一、实验名称，二、实验目的，三、实验仪器，四、简要原理及计算公式、电路图光路图等，五、实验步骤，六、实验数据记录表格，七、实验数据处理，八、思考题等。

2. 课内操作

实验时应严格遵守实验室规章制度，实验前要认真聆听老师的讲解和操作示范，注意保

护仪器安全和人身安全。认真安装、调整和操作实验装置，细心观察实验现象，学会判断故障和审查数据。以研究者的态度去钻研和探索实验中的问题，探讨最佳实验方案。

实验过程中要养成良好的记录实验数据的习惯，根据仪器最小刻度单位或精度等级准确读数，原始数据不能随意涂改。当记录实验数据时，还应该记录实验的时间、地点、合作者、室温、气压、使用的仪器编号以及实验过程中发现的问题等。

实验结束后要尽快整理好数据，数据整理工作应尽可能在实验课上完成，这样可以根据数据整理中的问题做必要的补充测量，一般是在计算结束，经过老师检查签字之后再收拾仪器。

3. 课后撰写实验报告

撰写实验报告是对本次实验的全面总结，也是为今后实际工作中撰写科研论文和工作报告打好基础的一个过程。实验报告是实验工作的全面总结，是对实验目的和要求的回答，是学生思索和提高的过程，不能是简单抄写记录和计算结果。撰写实验报告要简明扼要，有自己的特色，注重条理性，有主要的数据处理过程，有实验结果，以及对实验结果的评价和实验后的思考与分析。

实验报告撰写要求：

实验名称：所做实验的名称；

实验时间：具体做实验的时间；

实验学生：做实验者本人的姓名；

指导教师：指导实验的教师姓名；

实验目的：完成本实验应达到的基本要求；

实验仪器：所用仪器的名称和型号；

实验原理：简述原理，包括简单的公式推导，原理图或电路图；

实验内容和步骤：描述实验内容和实验步骤；

数据处理：有数据表格、必要的计算过程、实验曲线（必须用坐标纸做图）、写出的实验结果的标准形式和误差或不确定度；

问题讨论：分析总结实验得失，完成课后讨论题。

实验报告一般应在实验结束之后抓紧时间完成，在下次实验课前交给指导老师批阅，没有按要求完成的，教师可以要求学生退回补做或重做。

注：实验报告要求内容完整，并且附上预习报告（有原始数据和教师签字），作为评判实验考试成绩的重要依据之一。

三、如何学好医用物理实验课

1. 思想上要高度重视

要学好医用物理实验课，首先得充分认识它的重要性，重视实验过程中的各个环节。其次要下功夫，刻苦钻研，通过独立自觉地完成实验任务，培养独立自觉性，通过积极主动地探索和思考问题，在实验中寻找学习的乐趣，进入学习的最佳状态，迅速提高学习和做事的效率。在实验课程的学习过程中，坚决不能有轻视实验的思想和消极懒惰的行为。

2. 积极参与，认真思考

每个实验都有其独特的实验思想，学生要善于揣摩实验思想，善于总结实验方法和测量技巧，了解每种实验方案的适用条件和优缺点。通过亲自操作和采集数据，认真思考，总结经验，为后期独立设计一些相对简单的实验项目打下良好的基础。

3. 要有良好的科学素养

实验过程中务必要养成良好的实验习惯。例如，爱护实验仪器、合理安排实验步骤、认真读取实验数据，实事求是地记录数据，科学严谨地处理数据等，这样做才能保证实验的可靠性。具备了良好的科学实验素养，大家将来会受益终身。

四、学生守则

1）实验前必须认真预习，明确要完成的实验目标、原理、步骤、要求、注意事项等，并写出预习报告，方可进入实验室进行实验。

2）实验前要仔细清点仪器、设备和相关材料，如发现缺损或仪器设备不能正常工作，应及时报告指导教师。

3）学生必须在规定的时间内完成实验。因故不能做实验者，应向指导教师请假，所缺实验要在期末本课程考试前，按指定时间全部补齐，否则按学校规定不得参加课程考试。

4）做实验要严肃认真，仔细观察，积极分析思考，如实记录实验数据。实验数据须经指导教师审查签字通过。实验失败或结果误差太大，应该重做。

5）上课时，要服从教师和实验室工作人员的指导。要保持安静，遵守纪律，不准动用与本实验无关的仪器设备。不准吸烟，不准随地吐痰，保持室内清洁卫生。

6）实验中，要注意人身安全和设备安全。要爱护仪器设备，遵守操作规程。实验准备就绪后，经教师检查许可后才能进行实验。实验中如遇冒烟等突发事故，应立即切断电源，报告指导教师。凡违反纪律或操作规程，损坏设备者，要填写损坏仪器报告单，根据情节轻重、态度好坏进行教育、处分和赔偿。

7）实验时要节约用水、电、气、药品和其他各种材料。

8）实验结束后，整理好仪器设备、工具，在实验登记表上登记并经教师检查、实验室工作人员验收后，方可离开实验室。

9）学生要根据要求，独立、认真地写好实验报告，并按规定及时上交。实验报告不合格或不及格者要重做。

10）按要求整理实验室设备，打扫实验室卫生。

五、实验报告范例

实验名称：利用单摆仪测量重力加速度

一、实验目的

1）掌握不同长度测量器具的选择和使用方法。

2）学习利用单摆测定重力加速度。

3）分析测量中主要误差来源及处理方法。

二、实验仪器

单摆仪、电子秒表（No. 15）、游标卡尺（No. 5413）、钢卷尺（No. 02）。

三、实验原理

用一不可伸长的轻线悬挂一小球，当小球做幅角很小（$\theta \ll 1$，$\sin\theta \approx 0$）的摆动时，若视小球为质点，忽略空气的浮力、阻力等，即为单摆。

单摆的运动为简谐振动，可以证明，单摆的振动周期 T 可用下式表示

$$T = 2\pi\sqrt{\frac{l}{g}} \qquad (1)$$

式中，l 为单摆的摆长；g 为重力加速度。式（1）是在单摆的摆角 $\theta \to 0$ 的条件下才成立，因此，在测量周期时必须保证摆角很小这个条件。

当用单摆测重力加速度时，主要的不确定度来源在于测定周期。使用停表计时，不确定度主要来源于使用者在起、停动作过程中反应的快慢。如采取连续数 n 个周期才起、停一次，其测量的绝对不确定度与一次只测一个周期时的大致相同，即 $u(T_1) \approx u(T_n) \approx u(T)$，其中 T_1 和 T_n 分别表示 1 个和 n 个周期，其相对不确定度，为 $\dfrac{u(T_n)}{T_n} \approx \dfrac{u(T_1)}{nT_1} = \dfrac{1}{n}\dfrac{u(T_1)}{T_1}$，可见一次测 n 个周期可使相对误差减少到 $\dfrac{1}{n}$。故式（1）可写为

$$g = \frac{n^2 4\pi^2 l}{T_n^2} \qquad (2)$$

四、实验内容

1）调节单摆仪使得摆线三线合一（摆线、镜面刻线、摆线在镜中的像）。

2）利用米尺测量摆线长。

3）利用游标卡尺测出两次摆球的直径 d。

4）测量摆动 50 次的全振动时间并记录数据，反复测量六次。

5）实验结束整理仪器。

五、数据处理

表1　用游标卡尺（No. 5413）测摆球的直径 d

d/cm	2.694	2.690

表2　用米尺（No. 02）测摆线长 $l\left(l = x_2 - x_1 + \dfrac{d}{2}\,见图1\right)$

x_1/cm	4.55	4.51	4.60	4.57
x_2/cm	116.08	116.75	116.90	116.85
l/cm	113.60	113.59	113.65	113.63

表3　用电子秒表（No. 15）测 $n = 50$ 的 t 值

t/s	106.84	106.87	106.95	106.85	106.82	106.93

$\bar{l} = 1.1362\,\text{m}$, $\qquad s(\bar{l}) = 0.00014\,\text{m}$

$\bar{t} = 106.88\,\text{s}$, $\qquad s(\bar{t}) = 0.021\,\text{s}$

则 $g = 4\pi^2 l \cdot n^2/t^2 = 4\pi^2 \times 1.1362 \times 50^2/106.88^2\,\text{m/s}^2 = 9.8166\,\text{m/s}^2$

g 的不确定度 $u(g)$ 的计算：

1）求 l 的 $u(l)$：

从多次测量得 $u_A(l) = 0.00014\,\text{m}$

米尺 $\Delta = 0.2\,\text{mm}$，卡尺 $\Delta = 0.05\,\text{mm}$

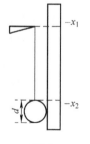

图1

从米尺和游标卡尺得 $u_B(l) = \sqrt{\left(\dfrac{0.2}{\sqrt{3}}\right)^2 + \left(\dfrac{0.05}{2 \times \sqrt{3}}\right)^2}\,\text{mm} = 0.12\text{mm}$

合成 $u(l) = \sqrt{0.00014^2 + 0.00012^2}\,\text{m} = 0.0002\text{m}$

2）求 $u(t)$：

从多次测量得 $u_A(t) = 0.021\text{s}$

从停表得（根据 JJG107-83，3级秒表）$\Delta = 0.5\text{s}$，$u_B(t) = 0.5/\sqrt{3}\text{s} = 0.29\text{s}$

合成 $u(t) = \sqrt{0.021^2 + 0.29^2}\,\text{s} = 0.29\text{s}$

最后求出 $u(g) = g\sqrt{\left(\dfrac{u(l)}{l}\right)^2 + \left(2\dfrac{u(t)}{t}\right)^2} = 0.053\text{m/s}^2$

测量结果为 $g = (9.82 \pm 0.06)\text{m/s}^2$

六、分析与思考

1）本次实验测量的是延安地区的重力加速度，测量结果与标准值 9.7955m/s² 的相对误差较小，说明测量结果较好。

2）误差来源：游标卡尺、秒表、米尺的读数不准。

第一章　测量误差的基本知识

误差是实验科学术语，指测量结果偏离真值的程度。数学上称测定的数值或其他近似值与真值的差为误差。误差理论是研究实验中误差情况的一门理论，它的应用与研究已经历200年的历史，并与生产与科技并行发展。依据误差理论对实验数据进行处理，是一切实验中不可缺少的基本内容，与实验操作是不可分割的。误差理论是实验的前提和基础，贯穿于实验的全过程，实验的设计、数据记录、数据处理、误差分析等都离不开它。误差理论是一门独立的学科，随着科技事业的发展，近年来误差理论的基本概念和处理方法也有很大发展。误差理论以概率论和数理统计为其数学基础，研究误差的性质、规律、估算及如何消除。

第一节　测量与误差

一、测量

做物理实验不仅要进行定性的观察，还要进行定量的测量。测量是指为确定被测量的量值而进行的被测物与仪器相比较的实验过程。

根据测量方法可将测量分为直接测量和间接测量。直接与仪器相比较，得出被测量量值的测量叫作直接测量，例如，用米尺测物体的长，用天平称衡物体的质量，用电流表测电流等，都是直接测量。将一个或几个直接测量量带入某个函数关系式计算得出待测量量值的测量叫作间接测量。例如测量单摆的摆长 l 和振动周期 T，由公式 $g = 4\pi^2 l/T^2$ 算出重力加速度 g 值的过程就是间接测量。

根据测量条件可将测量分为重复性测量（等精度测量）和复现性测量（非等精度测量）。重复性测量是指在同一条件下进行的多次测量，如同一个实验者，用同一台仪器，每次测量时周围环境条件相同。若每次测量时条件不同，或测量仪器改变，或测量方法、条件改变，这样所进行的一系列测量叫作复现性测量。

此外，根据测量次数，还可分为多次测量与单次测量。

测量所得到的值称为测量值，同一个量，由同一实验者进行多次重复测量可以有不同的值；由不同实验者进行测量也可以有不同的值，所以测量值一般用 x 来表示。

二、误差

任何一个被测量在实验的当时条件下，均有不以人的意志为转移的真实大小，称此值为被测量的真值，一般用 a 来表示。测量的理想结果是真值，但是它是不能确知的，因为，首先，测量仪器只能准确到一定程度；其次，有理论的近似性、实验者操作和读数不能十分准确、环境条件的影响等使得测量值与真值总是有差异。把测量值 x 与真值 a 之差定义为误差，一般用 ε 来表示，即

$$\varepsilon = x - a \tag{1-1-1}$$

称 ε 为绝对误差，称 $\dfrac{\varepsilon}{a}$ 为相对误差。

误差存在于一切测量之中，随着科技水平的不断提高，测量仪器的精度也不断在提高，测量误差被控制得越来越小，但永远不会是零。分析测量过程中产生的误差，将影响降低到最低程度，并对测量结果中未能消除的误差做出估计，是实验中的一项重要工作，也是实验的基本技能。

实验总是根据对测量结果误差限度的一定要求来制定方案和选用仪器的，不要以为仪器精度越高越好，因为测量的误差是各个因素所引起的误差的总合，要以最小的代价来取得最好的结果。要合理地设计实验方案，选择仪器，确定适当的测量方法。间接测量时依据实验条件对测量公式进行这种或那种的修正，可以减少某些误差因素的影响。在调节仪器时，如调铅直、水平，要考虑什么程度才能使它的偏离对实验结果造成的影响可以忽略不计。电表接入电路的方法和选择量程都要考虑引起的误差大小。在测量过程中，某些对结果影响大的关键量就要努力想办法将它测准，有的量测不太准对结果没有什么影响，就不必花太多的时间和精力去对待。处理数据时，某个数据取到多少位、怎样使用近似公式、作图时的坐标比例、尺寸大小怎样选取、如何求直线的斜率等，都要考虑引入误差的大小。

三、误差的分类

根据误差的性质和来源，可将误差分为系统误差和偶然误差。

1. 系统误差

系统误差是指在相同的测量条件下，对同一个量进行多次重复测量，测量结果总是向一个方向偏离，其数值一定或按一定规律变化，这种使测量值有规律变化的误差称为系统误差。系统误差具有等值性、方向性和积累性。

系统误差的来源可以归纳为以下几方面：

1）仪器（装置）误差：由于仪器本身制造上的缺陷而造成的误差。例如在用停表测运动物体通过某段路程所需的时间时，若停表不准确，即使测量多次，测量的时间总是有偏差，这是仪器不准确造成的系统误差。

2）理论（方法）误差：由于测量所依据的理论公式本身的近似性，或实验条件不能达到理论公式所规定的要求所带来的误差。例如依据单摆测量重力加速度时由摆角引入的误差。

3）观测（人身）误差：由于观测者本人生理或心理特点造成的误差。例如上述的停表记时测量，若手的反应滞后或超前于眼的观察，则会带来测量误差。

系统误差总是存在的，我们要积极地对待，一般采取消除、减小、修正或对残差给出一定的范围等措施。

2. 偶然误差

偶然误差是指在相同的测量条件下，对同一个量进行多次重复测量，若测量值有时偏大有时偏小，使得测量值变化不定的误差。在实验中即使采取了措施，对系统误差进行了修正或消除，并且进行了精心观测，然而每次测量值仍会有差异，其误差值的大小和符号的正负起伏不定，无确定性。这种误差没有明确的来源，是许多因素综合的结果，如周围环境的微小变化、空间电磁波的干扰以及随着测量而来的其他不可预测的随机因素都会影响测量结果。对于单次测量，偶然误差无规律，但当测量次数很多时，偶然误差就显示出明显的规律性。实践和理论都证明，偶然误差服从一定的统计规律。

第二节　有　效　数　字

有效数字是做实验一开始就遇到的问题，实验中应记录几位，计算后应该保留几位数字，这都属于有效数字的问题。前面已经指出，测量不可能得到被测量的真实值，只能是近似值。记录的实验数据反映了近似值的大小，并且应在某种程度上表明误差，我们把根据仪器的精度读到的准确数字加上一位可疑数字统称为有效数字。

一、直接测量值的有效数字

1）对于不可估读的仪器，仪器的误差位一般在读数的最后一位，因此能读出的测量数据都应按有效数据记录。对于可以估读的仪器，仪器的误差位一般在估读位，因此应将准确位与估读位一并按有效数字记录。即使最后一位或几位是"0"，也必须写。

2）凡是仪器上读出的，测量数的最前一位非零数到最后一位均算作有效数，若有效数字中间或末尾为"0"，其测量数据的有效位数不变。如 2.63cm 若以 m 或 mm 为单位表示为 0.0263m 或 26.3mm，仍然是三位有效数。为了正确地表示有效数字的位数，常用科学记数法来表示，即任何数值只写出有效数字，单位换算后的数量级用 10^n 表示，如 $2km = 2 \times 10^3 m$，这样既简单明了，又便于计算和定位。

3）测量结果的有效数字位数代表了仪器的精度，对同一个待测量，测量值的有效数字位数越多，测量仪器的精度就越高，反之，测量仪器的精度越低。所以，测量数值的位数不能多取，也不能少取，多取了则毫无根据地提高了仪器的精度，少取了则降低了仪器的精度。例如，长度约为 1.5cm 的物体，若用分度值为 1mm 的米尺测量，其数据为 1.50cm；若用外径千分尺测量（最小分度值为 0.01mm），其测量值为 1.5000cm，显然外径千分尺的精度比米尺高。当然，用同一精度的仪器，被测物大的物体测量结果的有效数字位数多，反之，测被测物小的物体测量结果的有效数字位数少。

二、有效数字的运算法则

有效数字有其自身的一套运算法则，一般来说，可靠数字与可靠数字进行四则运算，结果仍为可靠数字。可靠数字与可疑数字或可疑数字之间进行四则运算，结果为可疑数字。

1）有效数字进行加法或减法运算，运算结果的有效数字位数与参与运算的各量中的可疑位数最高者相同。

例1：$14.6\underline{1} + 2.21\underline{6} + 0.0067\underline{2} = 16.8\underline{3272} = 16.8\underline{3}$
有效数字下面加横线表示为可疑数字。

根据保留一位可疑数字原则，计算结果应为 16.8\underline{3}，其可疑位与参与求和运算的三个数中可疑位最高的 14.6\underline{1} 相同。

推论：当测量结果是若干个观测量进行加法或减法运算得到时，选用精度相同的仪器进行测量最为合理。

2）当有效数字进行乘法或除法运算时，乘积或商的结果的有效位数一般与参与运算的各量中有效位数最少者相同。

例2：$4.17\underline{8} \times 10.\underline{1} = 42.\underline{1978} = 42.\underline{2}$

只保留一位可疑数字，乘积结果应为 $42.\underline{2}$，即为三位数，与乘数中有效位数最少的 10.1 的位数相同。

推论：当测量结果是若干个观测量进行乘除法运算得到时，应按使测量值有效位数相同的原则来选择测量仪器。

3）乘方、开方运算的有效位数一般与其底的有效位数相同。

4）舍入法则：根据有效数字的运算规则，为使计算简化，在不影响最后结果应保留的位数的前提下，可以在运算前按较结果多留一位的原则对数据进行舍入，最后计算结果也应该按有效数字的定义进行舍入。其舍入原则是"四舍六入五配偶"，即要舍的数是4或小于4者应舍去，要舍入的数是6或大于6者应进入，要舍入的数是5时，则视拟保留的最后一位是奇数时入，偶数时舍。

三、注意事项

1）物理公式中出现的数值不是测量值，不存在可疑数字，在进行有效数字运算时不必考虑。

2）当一般常数如 π、e、$\sqrt{2}$ 等在公式中参加运算时，有效数字的位数比参加运算的各数中有效数字位数最少的多取一位。

3）若多个数参加运算，在运算中途可多保留一位，运算后应舍去，这样做的目的是为了防止多次取舍引入计算误差。

4）在乘除法运算中，若参加运算的数字中首位是8或9，则可多取一位。

5）由于误差本身就是一种估计，因此一般只取一位有效数字，首位是1的误差可取两位，多保留也无意义。

第三节　不确定度与测量结果的评定

第一节介绍了误差的定义为测量值与真值的差值，由于真值往往是未知的，因而误差也是未知的。但是我们可以根据测量数据和测量条件按一定的理论方法对测量可能的误差范围做出估算。测量不确定度就是评定作为测量质量指标的测量值范围。设测量值为 x，其测量不确定度为 u，则真值可能在量值范围 $(x-u, x+u)$ 之中，显然测量值范围越窄，即测量不确定度越小，用测量值表示真值的可靠性就越高。

1993 年，国际标准化组织等 7 个国际组织联合发布了《测量不确定度表示指南》，我国也制定了《测量不确定度评定与表示》的国家技术规范（JJF 1059—1999$^{\ominus}$），为我们评定不确定度提供了理论依据和计算规范。

一、直接测量值的不确定度评定

由于测量有误差，因而才要评定不确定度，误差的来源不同，对测量结果的影响也不

$\ominus$　现已被 JJF 1059.1—2012 代替。

同。由于误差按其性质和来源分为系统误差和偶然误差，所以将不确定度分为 A 类不确定度和 B 类不确定度。

1. A 类标准不确定度的评定

A 类不确定度的评定是指只考虑偶然误差的影响，用统计的方法对不确定度进行的一种评定。由于偶然误差的影响，导致每次观测值 x_i 不一定相同，对于某一次观测而言，其结果具有随机性，对于大量的观测值，可发现它们服从统计规律，并可用概率密度函数 $p(x)$ 来描述这种规律。

正态分布是一种很重要的概率分布，理论及实践均表明，大多数随机事件可以认为近似服从正态分布，其概率密度函数为 $p(x)$。

正态分布具有如下特征：

1）绝对值小的误差比绝对值大的误差出现的概率大，即接近真值的测量值比远离真值的测量值出现的概率大，曲线具有单峰性。

2）绝对值相等的正、负误差出现的概率相等，即测量值对称分布于真值的两侧，曲线具有对称性。

3）超过一定限度的误差，几乎不会出现，曲线具有有界性。

设对 x 进行了 n 次独立重复观测，则以其算术平均值作为 x 的测量值的最近真值，即

$$\overline{x} = \frac{1}{n}\sum_{i=1}^{n} x_i \tag{1-1-2}$$

用标准偏差 $S(x_i)$ 来表征测量结果的分散性，即

$$S(x_i) = \sqrt{\frac{\sum_{i=1}^{n}(x_i - \overline{x})^2}{n-1}} \tag{1-1-3}$$

式（1-1-3）称为贝塞尔公式。$(x_i - \overline{x})$ 为每次测量值与平均值之差，称为残差或偏差。根据统计理论，某物理量的观测值若已消除了系统误差，只存在随机误差，则观测值分布在其真值附近。当取若干组观测值时，它们的平均值也散布在真值附近，但比单个观测值更接近真值。也就是说，多次测量的平均值比单次测量更准确，定义 $S(\overline{x})$ 为平均值的标准偏差，即

$$S(\overline{x}) = \frac{S(x_i)}{\sqrt{n}} = \sqrt{\frac{\sum_{i=1}^{n}(x_i - \overline{x})^2}{n(n-1)}} \tag{1-1-4}$$

当测量次数趋近于无穷时，$S(\overline{x})$ 趋近于零，说明增加测量次数可以减少随机误差。

在多次测量的情况下，我们以算术平均值 $\overline{x}$ 作为测量结果。以平均值的标准偏差 $S(\overline{x})$ 作为 A 类不确定度 $u_A(x)$，称为 A 类标准不确定度，即 $u_A(x) = S(\overline{x})$。

测量次数 n 应充分多，才能使 A 类不确定度的评定可靠，一般认为 n 应大于5。

评定 A 类不确定度还有其他方法，但用标准不确定度评定是最基本、最常用的方法。

2. B 类标准不确定度的评定

B 类不确定度的评定是指只考虑系统误差的影响，用非统计的方法对不确定度进行的一种评定。我们总可以根据计量仪器说明书、鉴定书、仪器的准确度等级、仪器分度值或经

验，从这些信息中获得极限误差 Δ（或允许误差或示值误差），此类误差一般可视为均匀分布，而均匀分布的标准差为 $\dfrac{\Delta}{\sqrt{3}}$，则 B 类标准不确定度 $u_B(x)$ 为

$$u_B(x) = \frac{\Delta}{\sqrt{3}} \tag{1-1-5}$$

要完整、准确地评定 B 类不确定度是一件复杂的需要经验的工作。概略的说，应对测量方法的理论依据及局限、测量仪器的可能误差范围、前人的相关测量及有关的数据等有充分的了解。

对于一些简单的实验，仪器误差是 B 类不确定度的主要来源，表 1-1-1 列出了部分实验仪器的允许误差，可作为参考。

表 1-1-1　某些常用实验仪器的允许误差

仪器名称	量　　程	最小分度值	允许误差
木尺（竹尺）	30~50cm	1mm	±1.0mm
	60~100cm	1mm	±1.5mm
钢板尺	150mm	1mm	±0.10mm
	500mm	1mm	±0.15mm
	1000mm	1mm	±0.20mm
米尺	1m	1mm	±0.8mm
	2m	1mm	±1.2mm
游标卡尺	125mm	0.02mm	±0.02mm
		0.05mm	±0.05mm
外径千分尺	25mm	0.01mm	±0.004mm
七级天平（物理天平）	500g	0.05g	0.08g（接近满量程）
			0.06g（1/2 量程附近）
			0.04g（1/3 量程及以下）
三级天平（分析天平）	200g	0.1mg	1.3mg（接近满量程）
			1.0mg（1/2 量程附近）
			0.7mg（1/3 量程及以下）
普通温度计	0~100℃	1℃	±1℃
精密温度计	0~100℃	0.1℃	±0.2℃
指针式电表			级别%×满量程
电阻箱			级别%×读数
数字表			$a\%$×读数+nD D 表示读数的最后一位，a 和 n 视不同的表和测量功能而定

3. 合成标准不确定度

若已分别计算出 A、B 两类标准不确定度，且两类分量互不相关，则需要合成标准不确定度，合成时需要明确两点：

（1）作为标准不确定度，不论是 A 类评定还是 B 类评定在合成时是等价的。

（2）由于实际上各项误差的符号不一定相同，采用算术求和将可能增大合成值，因而采用方和根合成法，即

$$u_C(x) = \sqrt{u_A^2(x) + u_B^2(x)} \tag{1-1-6}$$

二、测量结果的表示

测量结果应表示为 $x = \bar{x} \pm u_C(\bar{x})$（单位），表示待测量的真值以一定的置信概率落在区间 $[\bar{x} - u_C(\bar{x}), \bar{x} + u_C(\bar{x})]$ 之内，当 $u(x)$ 为标准不确定度时，这一概率约为 68%。

在表示测量结果时，以下几点必须予以注意：

1）最近真值、不确定度、单位是测量结果三要素，三者缺一不可。

2）在测量结果表示式中，按有效数字的概念，$u(x)$ 取一位有效数字，若首位是 1 的可取两位，多余的位数按数字的舍入法则进行。

3）最近真值的末位与不确定度的末位必须对齐。

评价测量结果有时需引入相对不确定度，认为相对不确定度较小者测量质量较高，其定义为

$$E = \frac{u_C(x)}{\bar{x}} \times 100\%$$

国家标准规定，相对不确定度最多保留两位有效数字。

评价测量结果有时还将测量结果的最近真值 $\bar{x}$ 与已知的准确度较高的约定真值 x 进行比较，得到结果的百分误差 ε，百分误差较小者测量准确度较高，定义为

$$\varepsilon = \frac{|\bar{x} - x|}{x} \times 100\%$$

其计算结果同样取两位有效数字。约定真值的来源可以是有关的标准、手册、精度较高的仪器的测量结果、较准确的理论计算值或公认值等。

例 3：用外径千分尺测量小钢球的直径，转动小钢球在不同方向测量，得以下数据：

次数	1	2	3	4	5
d/mm	11.932	11.913	11.921	11.914	11.930

实验数据处理的结果应包括待测量最近真值的计算，A、B 两类不确定度以及合成不确定度的计算，最后写出测量结果的表示式。

直径 d 的最近真值：$\bar{d} = \frac{1}{5} \times (11.932 + 11.913 + 11.921 + 11.914 + 11.930)$ mm

$= 11.922$ mm

A 类不确定度：

$$u_A(d) = \sqrt{\frac{(11.932-11.922)^2 + (11.913-11.922)^2 + (11.921-11.922)^2 + (11.914-11.922)^2 + (11.930-11.922)^2}{5 \times 4}} \text{mm}$$

$= 0.004$ mm

B 类不确定度：

B 类不确定度主要考虑仪器误差，由表 1-1-1 查得外径千分尺的极限误差 Δ 为 0.004mm，

$$u_B(d) = \frac{\Delta}{\sqrt{3}} = \frac{0.004}{\sqrt{3}} \text{mm}$$

合成不确定度：$u_C(d) = \sqrt{(0.004)^2 + \dfrac{1}{3}(0.004)^2}\,\text{mm} = 0.005\,\text{mm}$

测量结果：$d = (11.922 \pm 0.005)\,\text{mm}$

三、间接测量值的标准不确定度评定

间接测量的最近真值和合成不确定度是由直接测量结果通过函数式计算出来的，设间接测量的函数式为

$$N = F(x, y, z, \cdots)$$

其中，N 为间接测量的量，它有 k 个直接观测量 x，y，z，$\cdots$，设各直接观测量的测量结果分别为

$$x = \overline{x} \pm u_x,\ y = \overline{y} \pm u_y,\ z = \overline{z} \pm u_z, \cdots$$

1）若将各直接观测量的最近真值代入函数式中，即得间接测量值的最近真值

$$\overline{N} = F(\overline{x}, \overline{y}, \overline{z}, \cdots)$$

2）间接测量的合成不确定度：

$$u_C(N) = \sqrt{\left(\frac{\partial F}{\partial x}u_x\right)^2 + \left(\frac{\partial F}{\partial y}u_y\right)^2 + \cdots} = \sqrt{\sum_{i=1}^{k}\left(\frac{\partial F}{\partial A_i}u_i\right)^2} \tag{1-1-7}$$

式中，k 为直接测量的个数；A_i 代表 $x, y, z, \cdots$ 各个自变量（直接观测量）。式（1-1-7）称为不确定度传递公式。

当间接测量的函数式为积商形式时，为使运算简便起见，可以先求间接测量的相对不确定度 E_N，即

$$E_N = \frac{u_N}{N} = \sqrt{\left(\frac{\partial \ln F}{\partial x}u_x\right)^2 + \left(\frac{\partial \ln F}{\partial y}u_y\right)^2 + \cdots} = \sqrt{\sum_{i=1}^{k}\left(\frac{\partial \ln F}{\partial A_i}u_i\right)^2} \tag{1-1-8}$$

已知 E_N、$\overline{N}$，由定义式即可求出合成不确定度

$$u_N = \overline{N}E_N$$

表 1-1-2 列出了常用函数的标准不确定度表达式。

表 1-1-2　常用函数的标准不确定度表达式

函数表达式	标准不确定度的表达式
$W = x + y$	$u_W = \sqrt{u_x^2 + u_y^2}$
$W = x - y$	$u_W = \sqrt{u_x^2 + u_y^2}$
$W = xy$	$\dfrac{u_W}{W} = \sqrt{\left(\dfrac{u_x}{x}\right)^2 + \left(\dfrac{u_y}{y}\right)^2}$
$W = \dfrac{x}{y}$	$\dfrac{u_W}{W} = \sqrt{\left(\dfrac{u_x}{x}\right)^2 + \left(\dfrac{u_y}{y}\right)^2}$
$W = \dfrac{x^k y^m}{z^n}$	$\dfrac{u_W}{W} = \sqrt{k^2\left(\dfrac{u_x}{x}\right)^2 + m^2\left(\dfrac{u_y}{y}\right)^2 + n^2\left(\dfrac{u_z}{z}\right)^2}$
$W = kx$	$u_W = ku_x$

（续）

函数表达式	标准不确定度的表达式
$W = \sqrt[k]{x}$	$\dfrac{u_W}{W} = \dfrac{1}{k} \cdot \dfrac{u_x}{x}$
$W = \sin x$	$u_W = \mid \cos x \mid u_x$
$W = \ln x$	$u_W = \dfrac{u_x}{x}$

四、单次测量

有些测量比较简单，随机效应因素影响很小。例如用天平测物体的质量，单次测量与多次测量结果几乎一致，测量误差主要是仪器的误差，在这种情况下，我们就只需进行单次测量，有时对测量结果准确度要求不高，或在间接测量的最终结果中该分量影响较小，也可只进行单次测量，以仪器误差作为测量的不确定度。

第四节　常用数据处理方法

一、列表法

列表法是记录数据的基本方法，欲使实验结果一目了然，避免混乱，避免丢失数据，便于查对，列表法是最好的方法。将数据中的自变量、因变量的各个数值一一对应排列出来，可以简单明确地表示出有关物理量之间的关系，有助于检查测量结果是否合理，及时发现问题，找出有关量之间的联系和建立经验公式。设计表格及记录数据要求：

1）利于记录、运算和检查，便于一目了然的看出有关量之间的关系。

2）表中各栏要用符号标明，数据代表的物理量和单位要交代清楚。单位写在符号栏。

3）表格记录的测量值应正确反映所用仪器的精度。

4）计算过程中的一些中间结果和最后结果也可列于表格中。

5）表格一般还有序号和名称。

6）数据记录应真实，严禁抄袭，编造。

7）在数据记录中若发现异常数据，应进行核对，找出原因重新测量，必要时与教师讨论。

二、作图法

作图是在专用的坐标纸上用图形描述各物理量之间的关系，将实验数据用几何图形表示出来。作图的优点是直观、形象，便于比较研究实验结果，求出某些物理量，建立关系式等，作图要注意以下几点：

1）作图一定要用坐标纸，根据函数关系选用直角坐标纸、单对数坐标纸、双对数坐标纸、极坐标纸等，本书主要采用直角坐标纸。

2）坐标纸的大小及坐标轴的比例应当根据所测得数据的有效数字和结果的需要来确定，原则上数据中的可靠数字在图中应当为可靠的，数据中的欠准位在图中应是估计的。要适当选取 x 轴和 y 轴的比例和坐标分度值，使图线充分占有图纸空间，不要缩在一边或一角。坐标轴分度值比例的选取一般选间隔 1、2、5、10 等，这便于读数或计算。除特殊需要外，分度值起点一般不必从零开始，x 轴与 y 轴也可以采用不同的比例。

3）标明坐标轴，一般是自变量为横轴，因变量为纵轴，采用粗实线描出坐标轴，用箭头表示出方向，并注明所示物理量的名称、单位。坐标轴上要标明分度值（注意有效位数）。

4）描点：根据测量数据，用符号"＋"使其准确地落在图上相应的位置，一张图纸上画几条实验曲线时，每条曲线应用不同的标记如"×""○""Δ"等，以免混淆。

5）连线：根据不同函数关系对应的实验数据点的分布，把点连成直线或光滑的曲线。连线必须用直尺或曲线板，如为校准曲线要连成折线。当连成直线或光滑曲线时，图线并不一定通过所有的点。之后，可由曲线求经验公式，由曲线求经验公式的方法称为图解法，在物理实验中经常遇到的曲线是直线、抛物线、双曲线、指数曲线、对数曲线等，而其中以直线最简单。

建立经验公式的一般步骤：

1）根据解析几何知识判断图线的类型，由图线的类型确定公式的类型；或由相关理论确定公式的类型。

2）利用半对数、对数或倒数坐标纸，把原曲线改变为直线。

3）确定常数，建立起经验公式。

直线拟合方程的建立

如果作出来的实验曲线是一条直线，则经验公式为直线方程，即

$$y = kx + b$$

截距 b 为 $x = 0$ 时的 y 值；若原实验图并未给 $x = 0$ 段直线，则可将直线用虚线延长交 y 轴，可量出截距。

求直线的斜率可用斜率截距法，在直线上选取两点 $P_1(x_1, y_1)$ 和 $P_2(x_2, y_2)$，则斜率

$$k = \frac{y_2 - y_1}{x_2 - x_1}$$

注意，所取两点不能为原实验数据点，并且取的两点不要相距太近，以减小误差。

由图解法求直线方程较为粗略，要求较高时可采用第 4 小节介绍的最小二乘法。

例 4：已知某金属导体的电阻 R 随温度 t 变化的测量值如下表，试求经验公式 $R = f(t)$，及电阻温度系数 α。

温度/℃	19.1	25.0	30.1	36.0	40.0	45.1	50.0
电阻/μΩ	76.30	77.80	79.75	80.80	82.35	83.90	85.10

根据所测数据绘出 $R - t$ 图（见图 1-1-1），并可判断 R 与 t 为线性关系。

画出直线并将直线延长求得截距为

$$b = 72.00\,\mu\Omega$$

由直线上两点求出直线的斜率为

$$k = \frac{8.00}{27.00} = 0.296\,\mu\Omega/℃$$

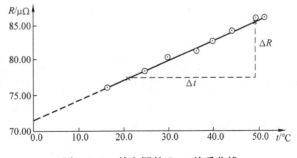

图 1-1-1　某金属的 $R - t$ 关系曲线

于是得经验公式为

$$R = 72.00 + 0.296t$$

电阻温度系数定义为温度改变 1℃ 时，电阻在 0℃ 附近的变化率，即 $\alpha = \Delta R / \Delta t \cdot R_0$，由于 $\Delta R / \Delta t = k$，$R_0 = b$，所以该金属的电阻温度系数为

$$\alpha = \frac{k}{b} = \frac{0.296}{72.00} = 4.11 \times 10^{-3} (1/℃)$$

曲线改直，曲线拟合方程的建立

由曲线图直接建立经验公式一般是困难的，但是我们可以用坐标变换把曲线图改为直线图，再利用建立直线方程的办法来解决问题。

例 5 阻尼振动实验中，测得每隔 1/2 周期（$T = 3.11$）振幅 A 的数据如下，求 $A = f(t)$。

$t/T/2$	0	1	2	3	4	5
$A/格$	60.0	31.0	15.2	8.0	4.2	2.2

由振动理论可知，在存在阻尼的情况下，振动的振幅做指数衰减：

$$A = A_0 e^{-\beta t}$$

式中，$A_0 = 60.0$ 为 $t = 0$ 时的振幅；β 称为阻尼系数。

将上式取对数得

$$\ln A = -\beta t + \ln A_0$$

用单对数坐标纸作图，单对数坐标纸的一个坐标是刻度不均匀的对数坐标，另一个坐标是刻度均匀的直角坐标。以纵轴代表 $\ln A$，横轴代表 t（单位为 $T/2$），作图如图 1-1-2 所示，得一直线。

从直线上两点 $(0, \ln 60)$、$(6.2T/2, \ln 1)$，可求出其斜率。

$$k = \frac{\ln 1 - \ln 60}{(6.2 - 0) \times \dfrac{3.11}{2}} = -0.43 (1/s)$$

$$\beta = -k = 0.43 (1/s)$$

所求方程为

$$A = 60.0 e^{-0.43t}$$

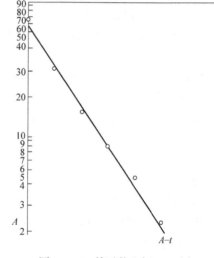

图 1-1-2　单对数坐标 $A - t$ 图

三、最小二乘法与线性回归

求经验公式除可采用图解法外，还可以从实验的数据来求，这称为方程的回归问题。

方程的回归首先要确定函数的形式，一般要根据理论的推断或从实验数据变化的趋势推测出来，如果推断出物理量 y 和 x 之间的关系是线性关系，则函数的形式可写为

$$y = b_0 + b_1 x$$

如果推断出的是指数关系，则写为

$$y = C_1 e^{C_2 x} + C_3$$

如果不能清楚地判断出函数的形式，则可用多项式来表示为

$$y = b_0 + b_1 x + b_2 x^2 + \cdots + b_n x^n$$

式中，$b_0, b_1, b_2, \cdots, b_n, C_1, C_2, C_3$ 等均为参数。可以认为，方程的回归问题就是用实验的数据来求出方程的待定参数。

用最小二乘法处理实验数据，可以求出上述待定参数。设 y 是变量 $x_1, x_2, \cdots$ 的函数，有 m 个待定参数 $C_1, C_2, \cdots, C_m$，即

$$y = f(C_1, C_2, \cdots, C_m; x_1, x_2, \cdots)$$

今对各个自变量 $x_1, x_2, \cdots$ 和对应的应变量 y 做 n 次观测，得

$$x_{1i}, x_{2i}, \cdots, x_{ni}; y_i \quad (i = 1, 2, \cdots n)$$

于是 y 的观测值 y_i 与由方程所得计算值 y_{oi} 的偏差为

$$y_i - y_{oi} \quad (i = 1, 2, \cdots, n)$$

所谓最小二乘法，就是要求上面的 n 个偏差在二次方和最小的意义下，使得函数 $y = f(C_1, C_2, \cdots, C_m; x_1, x_2, \cdots)$ 与观测值 $y_1, y_2, \cdots, y_n$ 最佳拟合。也就是参数 $C_1, C_2, \cdots, C_m$ 应使

$$Q = \sum_{i=1}^{n} \left[y_i - f(C_1, C_2, \cdots, C_m; x_{1i}, x_{2i}, \cdots) \right]^2 = 最小值$$

由微分学的求极值方法可知，$C_1, C_2, \cdots, C_m$ 应满足下列方程组：

$$\frac{\partial Q}{\partial C_i} = 0 \quad (i = 1, 2, \cdots, n)$$

下面从一最简单的情况看怎样用最小二乘法确定参数。设已知函数形式为

$$y = a + bx$$

这是一个一元线性回归方程。由实验测得自变量 x 与 y 的数据为

$$x = x_1, x_2, \cdots, x_n$$

$$y = y_1, y_2, \cdots, y_n$$

由最小二乘法，a、b 应使

$$Q = \sum_{i=1}^{n} \left[y_i - (a + bx_i) \right]^2 = 最小值$$

由微分学可知，Q 对 a 和 b 求偏导数应等于零，即

$$\begin{cases} \dfrac{\partial Q}{\partial a} = -2 \sum_{i=1}^{n} \left[y_i - (a + bx_i) \right] = 0 \\ \dfrac{\partial Q}{\partial b} = -2 \sum_{i=1}^{n} \left[y_i - (a + bx_i) \right] x_i = 0 \end{cases}$$

由上式可得

$$\overline{y} - a - b\overline{x} = 0$$

$$\overline{xy} - a\overline{x} - b\overline{x^2} = 0$$

式中，$\overline{x}$ 表示 x 的平均值，即 $\overline{x} = \dfrac{1}{n} \sum_{i=1}^{n} x_i$；$\overline{y}$ 表示 y 的平均值，即 $\overline{y} = \dfrac{1}{n} \sum_{i=1}^{n} y_i$；$\overline{x^2}$ 表示 x^2 的平均值，即 $\overline{x^2} = \dfrac{1}{n} \sum_{i=1}^{n} x_i^2$；$\overline{xy}$ 表示 xy 的平均值，即 $\overline{xy} = \dfrac{1}{n} \sum_{i=1}^{n} x_i y_i$。

解方程得

$$b = \frac{\overline{xy} - \overline{x}\ \overline{y}}{\overline{x^2} - \overline{x}^2}$$

$$a = \overline{y} - b\overline{x}$$

在待定参数确定以后，为了判断所得的结果是否合理，还需要计算一下相关系数 r，对于一元线性回归，r 定义为

$$r = \frac{\overline{xy} - \overline{x}\ \overline{y}}{\sqrt{(\overline{x^2} - \overline{x}^2)(\overline{y^2} - \overline{y}^2)}}$$

可以证明 $|r|$ 的值是在 0 和 1 之间，$|r|$ 越接近于 1，说明实验数据在求得的直线的近旁，用线性函数进行回归比较合理。相反，如果 $|r|$ 值远小于 1 而接近于零，说明实验数据对求得的直线很分散，即用线性回归不妥当，必须用其他函数重新试探。

第二章 医用物理实验预备知识

第一节 力、热学实验预备知识

一、游标卡尺

1. 游标原理

普通米尺最小刻度是1mm，因此使用米尺只能准确地测量到1mm，为更准确地测量长度，人们采用了游标卡尺。

游标卡尺有尺身和游标（标有 N 个刻度）两部分构成，如图2-1-1所示。由于尺身上标出的相应长度与游标上标出的相应刻度均相差一个小量 Δx，$\Delta x = \dfrac{1}{N}$，实验室常见的有三种游标，即十分游标、二十分游标、五十分游标。

例如：$\dfrac{1}{10}$（mm）游标（也叫十分游标）。游标上每个刻度与尺身相应刻度均差 $\Delta x = \dfrac{1}{10}$mm。当测量某物体长度时，先将被测物体一端和主尺身的零刻线对齐，而另一端落在尺身的第 k 和 $k+1$ 个刻度之间（$k=6$，$k+1=7$），则物体长度 $L=k+\Delta L$，ΔL 为物体另一端距离第 k 个刻度的距离。由于游标刻度与尺身刻度存在差值 Δx，两排刻度经对比，必然可找到游标上某个刻度（设为第 n 个）与尺身上某个刻度重合或最为接近，如在图2-1-2中，$n=4$ 处与尺身最为接近，即

$$\Delta L = \frac{1}{10} \times 4 = 0.4 \quad 而 \quad L = k + \Delta L = (6+0.4)\text{mm} = 6.4\text{mm}$$

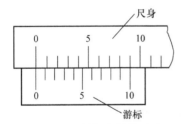

图2-1-1 游标卡尺差示法

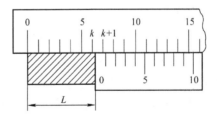

图2-1-2 游标卡尺读数举例

一般而言，当游标上第 n 个刻度与尺身上某一刻度重合时，尺身第 k 个刻度与游标零刻线间距离为 $\Delta L = n\Delta x$，待测物体长度由两部分读数构成：①游标零刻线指示部分，即尺身上第 k 个刻度所标示的长度，这部分可从尺身上读出；②游标刻线与尺身刻线重合部分所标示的长度，即 $\Delta L = n\Delta x$，这部分可从游标上读出（目前使用的游标上的刻度不是 n 的值，而是 n 与 Δx 相乘后的结果），即

$$L = k + \Delta L$$

$\dfrac{1}{20}$mm 的游标也叫"二十分游标"，游标上有20个刻度，如图2-1-3a所示，游标上每

个刻度与尺身的 1mm 刻度相差 $\frac{1}{20}$mm。游标上的刻度值 0、25、50、75、1 就是 ΔL 得数值。

$\frac{1}{50}$mm 的游标如图 2-1-3b 所示，其具体含义仿前述讨论，学生可以自行总结。

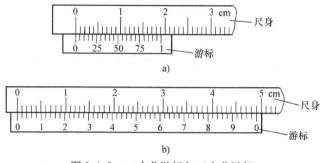

a)

b)

图 2-1-3　二十分游标与五十分游标

2. 游标构造

游标卡尺的构造如图 2-1-4 所示，卡钳 E 和 E′同刻有毫米的尺身 A 相连，游标框 W 上附有游标 B 以及卡钳 F 和 F′，推动游标框 W 可使游标 B 连同卡钳 F、F′沿尺身滑动。当两对钳口 E 与 F，E′与 F′紧靠时，游标的零点（即零刻度线）与尺身的零点相重合。当用游标卡尺测定物体长度时，用卡钳 EF 或 E′F′卡着被测物体，显然此时游标零点与尺身零点间距离恰好等于卡钳 E、F 间或卡钳 E′、F′的距离，所以从游标零点在尺身上的位置，根据游标原理就可测出物体的长度（卡钳 E′F′部分是用来测量物体的内部尺寸，如管的内径等）。图中螺钉 C 是用来固定油标框的，防止游标框在尺身上滑动以便于读数。

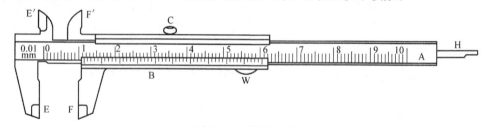

图 2-1-4　游标卡尺

使用游标卡尺时，应注意：

1）被测物体的长度应和游标卡尺相平行。

2）夹物不要过紧，使卡钳钳口能和被测物体表面接触即可。

3）保护钳口，免受不必要的弯曲和磨损，使游标卡尺保证应有精度。

4）测量前，先把卡钳 EF 靠紧，此时如游标零点不和尺身零点重合，在测量中需要消除这个系统误差，如游标零点在右边，其读数为 a，则测量长度值为 L 时，实际长度为 $L-a$，a 称零点误差（如游标零点在尺身零点的左边，应如何校准，自行考虑）。

二、外径千分尺（又称螺旋测微计）

外径千分尺是比游标卡尺更精密的量具，实验室中常用它来测量金属丝的直径或金属薄片的厚度等，其最小刻度为 $\frac{1}{100}$mm，外形如图 2-1-5 所示。

外径千分尺内部有一很精密的丝杠和螺母（图中未画出），而套筒 6 和顶柱 3 同里面丝杠相连，旋转套筒 6 一周，可使内部丝杠连同顶柱 3 在螺母内沿轴线方向前进（或后退）$\frac{1}{2}$mm，这一前进（或后退）距离可由尺身 5 上读出，套筒 6 左侧边缘上有刻度，共分 50 小格，因此套筒每转一小格，顶柱 3 进（退）$\frac{1}{2}$mm$\times\frac{1}{50}=\frac{1}{100}$mm。使用时，先将待测物体放在顶柱 2、3 间，轻轻旋动棘轮 7，使顶柱 3 和待测物体接触，首先从尺身上读出毫米及 0.5mm 数（如 0.5，1.0，1.5 等），然后从套筒刻度上读出毫米的小数部分，图 2-1-6 中读数为 5.650mm。

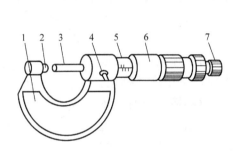

图 2-1-5　外径千分尺

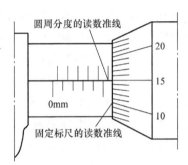

图 2-1-6　固定标尺的读数准线

使用外径千分尺时，应注意：

1）用外径千分尺测量长度产生误差的主要原因是由螺旋将待测物体压紧程度不同所引起的。为消除这一缺点，外径千分尺备有特殊装置棘轮，当顶柱 3 将接近待测物体时，旋转棘轮 7 使顶柱 3 前进，直至有咔、咔响声时即停止旋转，便可读数，从而避免顶柱 2、3 将待测物体压得过紧或过松之弊，外径千分尺上的装置 4 是止动器，揿动止动器 4 能阻止螺旋进退。

2）使用外径千分尺时，亦需求零点校准量（如何校准，可自行考虑）。

3）外径千分尺的螺旋十分精细，因此旋动时要轻，不要急。另外用毕后，顶柱 2、3 间要留有间隙，以免热胀冷缩而损坏螺旋。

三、测量显微镜

当测量长度时，如果被测物体较小，常用光学仪器来进行测量，其中最常用的就是测量显微镜，可用它来测量刻线距离、刻线宽度、圆孔直径、圆孔间距离以及检查表面质量等，用途较广。测量显微镜的外观如图 2-1-7 所示。

目镜 1 安插在棱镜座 2 的目镜套管内，目

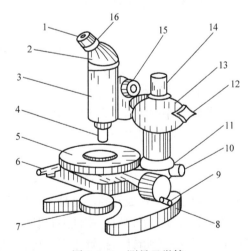

图 2-1-7　测量显微镜

1—目镜　2—棱镜座　3—镜筒　4—物镜　5—工作台
6—Y 轴测微器　7—反射镜　8—底座　9—测微鼓轮
10—旋手　11—平台　12—旋手　13—支架　14—立柱
15—调焦手轮　16—目镜止动螺旋

镜止动螺旋 16 可用来固定目镜的位置，棱镜座能够转动，物镜 4 直接旋在镜筒 3 上，组合成显微镜。转动调焦手轮 15 能使显微镜上下升降进行调焦，支架 13 用旋手 12 紧固在立柱 14 的适当位置上。

测量时，旋转测微鼓轮 9，测量工作台 5 沿水平方向移动，如旋转测微器 6，则工作台沿垂线方向移动。测微鼓轮边上刻线 100 等分，每格相当移动量 0.01mm，读数方法与外径千分尺相同。

使用时，先将被测物体牢靠地安置在工作台上，然后转动调焦手轮，求得清晰视场（此时被测物体由物镜放大经转向棱镜形成实像的分划板上，目镜将实像再放大一次，形成一个放大虚像在观察者眼睛的明视距离处）。如测量一圆孔直径，使目镜中十字分划线与圆孔的一侧相切（见图 2-1-8 中实圆位置），记下测量初读数，再旋转测微鼓轮，使视场移动到十字分划线与圆孔另一侧相切（见图 2-1-8 中虚圆位置）。记下测量读数，前后读数差值即为圆孔直径。

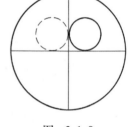

使用中应注意：当给显微镜调焦时，先将镜筒下降使物镜接近被测件表面，然后逐渐上升，直到出现清晰表面，防止碰损物镜。显微镜支架在立柱上必须用旋手紧固，以免使用时不慎下降而损坏仪器。如被测件属透明物体或物体体积甚小未能充满视场，在其边缘处进行测量时，可随光源方向转动反光镜，以取得适当亮度的视场。

图　2-1-8

四、物理天平

天平是一种等臂杠杆，按其称衡的精确程度分为物理天平、精密天平和分析天平，它们的构造原理相同，使用方法略有不同。

天平的构造依据的是力矩平衡的原理，但是，实际情况并不这样理想。横梁的两臂不严格相等，也不一定是一条直线，且三个支点也不是几何点，尽管天平刀口刀垫是由非常坚硬的硬质材料（钢、玛瑙）做成，但也总存在着磨损。显然，刀口愈锐利，天平就愈接近理想情况。刀垫、刀口称为天平的"中枢神经"，是天平最关键的部件，不能有丝毫的损伤。所以，天平的使用都有一定的规则，利用制动旋钮（顺时针是降）保护刀口、刀垫。

1. 物理天平的构造、原理和使用方法

物理天平是物理实验中常用的基本仪器之一，它是支点在中央的等臂杠杆，其结构如图 2-1-9 所示。

物理天平主要由底座、立柱和横梁等三部分组成。底座可通过底脚螺钉调解水平，注意顺时针旋转底脚螺钉是升高。支柱下端附有标尺。

横梁上装有三个刀口，中间刀口位于立柱的升降杆上。两侧刀口各悬挂一个秤盘。横梁中央下面固定一个指针，指针上有一感量砝。当横梁升起时，指针尖端就在立柱下方标尺前摆动。横梁两端还有两个调平衡螺母，用来调整天平空载平衡状态。加减 1g 以内砝码可通过移动横梁上的游码来实现，游码向右移动时，等于在右盘内加砝码。可由分度值计量其数值。

立柱左边的托盘可以托住不被称量的物体，如杯等。

天平还附有砝码盒，内装砝码计1000g。

天平的特征由下面两个参量表示：

1）称量：指允许称量的最大质量。我们所用的物理天平称量为1000g。

2）分度值 q：指天平平衡时，为使天平指针从标度尺上的平衡位置偏转一个分度，在一盘中所需添加的最小质量。

3）灵敏度 S：是分度值的倒数，分度值越小灵敏度越高。

2. 使用物理天平注意事项

1）认真调好水平，测量过程中注意检查水平仪。

2）不准用手直接触摸砝码、游码及微动螺母，应当用镊子拿砝码、拨动游码及微动螺母。

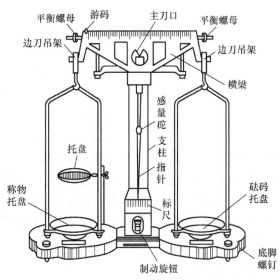

图2-1-9　物理天平的结构

3）制动状态下用镊子拨动平衡螺母，启动天平，观察平衡情况，反复调试，为俭省时间可观察指针在标尺中央刻度的左右摆幅相等即可计读零点。

4）称衡质量不准超过称量值。

5）取放物体、砝码，或拨动游码、调整天平以及用毕天平时，一定要旋动制动旋钮，使天平横梁落在支柱上。只有在判断天平是否平衡时才启动天平。启动、制动天平动作要轻，不要发出撞击声。制动要在指针摆到标尺中央时进行。

6）天平两盘中质量相差较多时，不要把横梁完全升起，只稍启动升起一点，观察到哪边较轻就够了。只有在近乎平衡时，才启动到顶，启动之后，不允许触动摆动系统。

7）天平的砝码及各部分都要防锈、防蚀，高温物体、液体及带腐蚀性化学药品不得直接放在秤盘中称衡。

8）砝码从秤盘中取回要立即放回砝码盒内，不准乱放它处，以免受损或丢失。

9）每次称衡完毕都要检查空载平衡，如果空载平衡已被破坏，则测量无效。

五、分析与思考

1）简述游标卡尺的构造及游标原理。

2）简述外径千分尺的构造及其原理。

3）游标卡尺、外径千分尺如何进行零点校准？

4）测一长方体体积，其长、宽、高分别约为 200mm、10mm、1mm，若要求 $\dfrac{u_x}{x}$、$\dfrac{u_y}{y}$、$\dfrac{u_z}{z}$ 均不超过 0.5%，各需要什么装置测量，并说明原因。

5）怎样用物理天平称量物体质量？调整天平的步骤是什么？

第二节 电磁学实验预备知识

电磁学实验所涉及的测量技术和方法在现代科学技术中应用十分广泛。通过电磁学实验的学习，可以对电磁学理论的基本规律有进一步的认识，可以学习到一些基本物理量的测量方法。电路的连接是电磁学实验的一个显著特点，它所涉及的问题也较多（例如接线方法、仪器的选择及合理放置等），这对进一步培养学生的实验操作能力、分析问题和解决问题的能力是有利的。在大部分电磁学实验的原理和实验内容中，增加了问题的讨论，要求学生在预习阶段能认真考虑这些问题，这对培养独立思考问题的能力、尽快了解实验原理、掌握实验方法有促进作用。电磁学实验中要用到多种以前学生不太熟悉的电学仪器，因此必须注意仔细阅读有关说明书，掌握这些仪器的正确使用方法，因为这不仅关系到仪器的安全使用，也关系到实验能否取得良好的效果。

一、电表

电表的种类较多，例如有磁电系、电磁系、电动系、感应系等，在实验室常见的是磁电系，其内部结构如图 2-2-1 所示。

永久磁铁的两个极上连接两个带有圆柱形孔腔的"极掌"，孔腔中央固定有小圆柱形软铁心，其作用是可以使磁力线集中并且为均匀辐射。线圈置于铁心及极掌空隙间。当线圈中有电流通过时，因电磁力矩的作用，线圈将发生偏转，与线圈上端相连的指针也产生偏转，当电磁力矩与线圈所受的阻尼力矩（由游

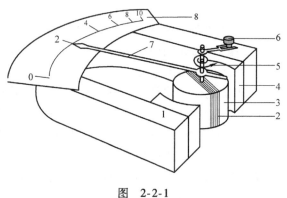

图　2-2-1
1—永久磁铁　2—线圈　3—铁心　4—极掌　5—游丝
6—零点调整螺钉　7—指针　8—刻度盘

丝产生）相平衡时，线圈的转动就停止。线圈偏转的角度与通过线圈的电流成正比，电流方向改变时，线圈的偏转方向也要改变。

1. 直流电流表

直流电流表在使用时必须串联在电路中，可以测量直流电路中电流的大小。它可以并联电阻以扩大量程（见图2-2-2）。图中 R_S 起分流作用，R_S 越小，电路表的量程就越大。

主要参数：

量程：即指针偏转达到满刻度时的电流值。有单一量程的电流表，也有多量程电流表。

内阻：电流表的内阻越小，量程就越大，一般安培计的内阻在 0.1Ω 以下，毫安表一般为几欧姆至一、二百欧姆。

2. 直流电压表

直流电压表在使用时必须与电路两端并联以测量电路两端的电压大小。它可以串联电阻以扩大量程，如图 2-2-3 所示，图中 R_S 起分压作用，R_S 越大，量程也越大。

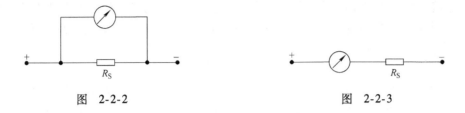

图　2-2-2　　　　　　　　　　　　　　图　2-2-3

主要参数：

量程：即指针偏转达到满刻度时的电压值，有单一量程的电压表，也有多量程电压表。

内阻：电压表的内阻越大，量程就越大。

3. 指针式检流计

它的特点是指针零点位于标度尺的中央，常用来检验流向不定的直流电。

主要参数：

电流计常数：即指针偏转一小格所通过的电流值，一般为 5～10A/格。

内阻：从几十欧姆到数百欧姆不等。

4. 使用电表时应注意：

1）电流方向：直流电表指针的偏转方向与通过它的电流方向有关。接线柱的" + "表示电流从这里流入，" – "表示电流流出。

2）视差问题：读取电表的示值时应使视线与标尺的平面垂直，对于附有反射镜的电表，读数时应使指针与其在镜中的像重合。电表要远离磁场，按规定的位置方式放置（例如"水平"放置或"垂直"放置）。

3）电表的基本误差和准确度等级：基本误差是电表在规定的正常条件下进行测量时所具有的误差，它是仪器本身所固有，是由于结构和制作上不完善而产生的。电表的准确度是用来表示基本误差的大小。电表的准确度越高，其基本误差就愈小．以 K 表示电表的准确度等级，Δm 表示电表的最大基本误差，A_m 表示电表的量程，则有

$$\pm K\% = \frac{\Delta m}{A_m} \times 100\% \qquad (2\text{-}2\text{-}1)$$

根据规定，电表的准确度分为 0.1、0.2、0.5、1.0、1.5、2.5、5.0 七个等级。测量结果的误差可以根据电表的准确度等级进行估计，由式（2-2-1）可知，测量结果中可能出现最大相对误差为

$$E = \frac{\Delta m}{A_x} \times 100\% = \frac{\pm K\% \times A_m}{A_x} \times 100\% \qquad (2\text{-}2\text{-}2)$$

4）量程的选择：由式（2-2-1）和式（2-2-2）可知，当电表读数较小时，测量结果会产生较大的相对误差。因此在测量时应使电表有较大的读值，一般应使指针偏转不小于量程的 2/3，这就需要在测量前估计待测量的大小以选择合适量程的电表。

5）电压表的接入误差：在用电压表测量电压时，电压表的接入会影响原来电路的电压分配，因此会带来误差，这称为接入误差。接入误差的产生是由于电压表接入电路的分流作用，因此要减小接入误差，就要求电压表的内阻尽可能地比所并联元件的电阻大。但是单方面去要求内阻大也是不合适的，因为内阻大的电压表其量程也比较大，由式（2-2-2）可知，对同一电压值来说，量程越大，测量也就越不准确。

6）电流表的接入误差：用电流表测量电路时，电流表的接入相当于在原电路中串联了一只电阻，所以电流的分配也要发生变化，因此也存在接入误差。电流表的内阻越小，接入误差就越小。

5. 数字式电压表

数字式电压表是将被侧的电压信号通过模拟数字（A/D）转换器转换为数字后直接显示出电压数值的仪表，其特点是读数方便，测量精度高，测量速度快，抗干扰能力强。

数字式电压表一般为多量程，按显示数的不同有 3 位、4 位、5 位、6 位等不同规格，其测量误差的估算应据仪表说明书而定。

二、万用电表

万用电表类型较多，较常用的有 500 型和 MF—10 型。下面以 500 型（见图 2-2-4）为例做一介绍。

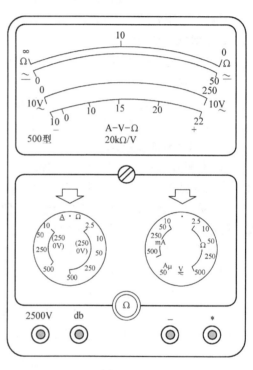

图 2-2-4

1）标度尺最上方的第一条标度尺为欧姆标度尺（500—F 型的为第四条）。第二条为交直流电压、直流电流标度。第三条为专门测 10V 以下交流电压而设置的标度尺，第四条为分贝标度尺（测功率衰减用）。

2）直流电压档相当于一个多量程电压表，各量程分别为 2.5V、10V、50V、250V、500V，电压表的内阻一般都很大，电压量程越大其内阻也越大。由"欧姆每伏"（Ω/V）数值可知某个量程时的内阻：量程值×20000Ω/V。测直流电压时，将右边旋钮上的"V"对准上方箭头，将左边旋钮旋至"V"范围内某个合适的量程上。

3）交流电压档相当于一个多量程的交流电压表，它的原理基本上与直流电压表相同，所不同的是多了整流电路，交流电需经整流后再测量，测量出的数值是交流的有效值。测交流电压时，将右边旋钮上的"V"对准上方箭头，将左边旋钮旋至"V"范围内某个合适的量程上。

4）直流电流档相当于一个多量程的直流电流表，测直流电流时，将右边旋钮上的"A"对准上方箭头，将左边旋钮旋至"mA"范围内某个合适的量程上。

5）欧姆档相当于一个多"倍率"的"欧姆表"。图 2-2-5 为欧姆表原理图。表头、电池、电阻、待测电阻构成一回路，回路中电流为

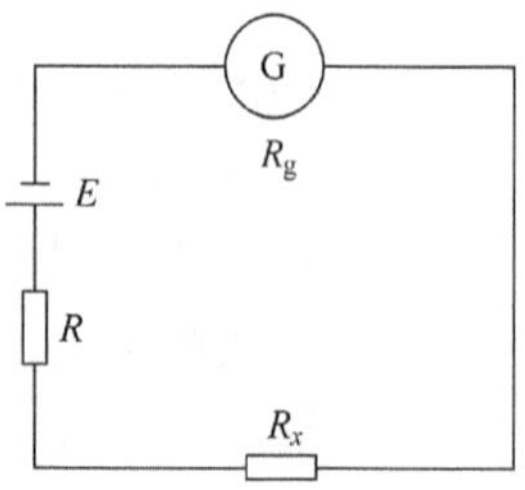

$$I = \frac{E}{R_g + R + R_x} \tag{2-2-3}$$

图 2-2-5

式中，E、R_g、R 均为常数，因此电流只随 R_x 的变化而变化，表头指针偏转的位置只与 R_x 的大小有关。当 $R_x = 0$ 时，表头指针位于满刻度。当 $R_x = \infty$ 时，$I = 0$，此时表头指针位于标度尺左端零刻度处，当 $R_x = R_g + R$ 时，此时表头指针位于标度尺中央，一般将 $R_g + R$ 称为中值电阻。从式（2-2-3）可知，电流随 R_x 的变化不是线性的，即欧姆标度尺的刻度不均匀。指针在标度尺的两端时误差较大，其有效读数仅是标度尺中间的一段范围（即 1/5 中值电阻至 5 倍中值电阻之间）。为了能在较大的阻值范围内进行有效测量，万用电表的欧姆档一般设计成多倍率的，如有"1""10""100""1000"等，即设计成多个中值电阻的欧姆表。待测电阻的阻值为欧姆表标度尺读数乘以倍率值。

欧姆表在使用前应首先调零，步骤是先进行机械调零，即调节机械调零螺钉将指针调至标度尺左端零刻度处（亦即电压表、电流表标度尺的零刻度处）。然后将两表笔相连（短路），调节"零欧姆调节旋钮"（即标有"Ω"的旋钮）使指针位于欧姆标度尺的零刻度处。

使用万用电表时应注意：

1）无论是测电流还是电压，为了仪表的安全，都要对待测的量进行估计，然后选择合适的量程。若无法对测量的大小做出估计，则应选择最大量程进行试测。

2）测电流和电压时，万用电表的正端表笔应接电路中电位较高端，负端表笔接电位较低端。

3）使用电压档测电压时应与被测元件并联，使用电流档测电流时应与被测元件串联。

4）不可用欧姆表测带电的电阻，不得测额定电流极小的电阻（例如灵敏电流计的内阻）。

5）测量时，不得双手同时接触两个表笔的金属部分。

6）测量完毕，应将万用电表的两个旋钮上标有"·"处对准上方箭头。

三、电阻箱

电阻箱外形如图 2-2-6 所示。这是目前实验室使用较多的一种旋转式电阻箱，其电阻由锰铜丝绕成，旋转旋钮到不同位置，可以得到不同的电阻值。例如图 2-2-6 中，×10000 档指示为 6 时代表电阻为 60000Ω，×1000 档指示为 5 时代表电阻为 5000Ω，×100 档指示为 7 时代表电阻为 700Ω，×10 档指示为 8 时代表电阻为 80Ω，×1 档指示为 6 时代表电阻为 6Ω，×0.1 档指示 7 时代表电阻为 0.7Ω，这时总电阻为 65786.7Ω。标有"0"的接线柱为公共端，大于 9.9Ω 的电阻在接线时应接"0"与"99999.9Ω"两个接线柱。若接线是在"0"与"9.9Ω"之间，则可得到 0~9.9Ω 的电阻值，接在"0"与"0.9Ω"之间，则可得到 0~0.9Ω 之间的电阻值。

电阻箱根据其误差的大小分为若干个准确度等级，有 0.01、0.02、0.05、0.1、0.2、0.5、1.0 七个等级。实验室中常用的是 0.1 级电阻箱，其误差为

$$\Delta R = \frac{0.1}{100} \times R + 0.005m \tag{2-2-4}$$

式中，R 为电阻箱读数；m 为电阻和两接线柱间的旋钮数目。

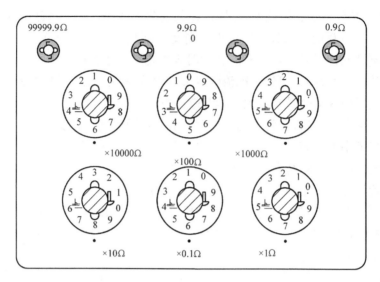

图　2-2-6

四、滑线变阻器

滑线变阻器是用电阻丝在绝缘瓷管上密绕制而成的，电阻丝的两端分别与固定在瓷管上的接线柱 A、B 相连，如图 2-2-7 所示，滑线变阻器瓷管上方带有一根和瓷管平行的金属棒，一端连有接线柱 C，棒上套有滑动接触器，与电阻丝紧密接触，改变滑动接触器的位置就可以改变 AC（或 BC）之间电阻的大小。

滑线变阻器在电路中可以用来限流和分压，相应的电路称为制流电路和分压电路。

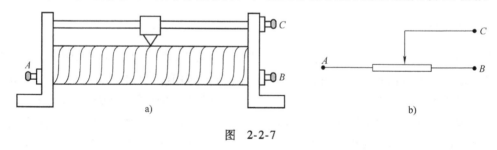

图　2-2-7

制流电路如图 2-2-8 所示，固定端 A 和滑动端 C 接在电路中，当滑动 C 时，回路中电阻值改变，则电流也变化。当 C 端滑动到 B 端时，电阻值最大，电流最小，当滑动到 A 端时电阻值最小，电流最大。

分压电路如图 2-2-9 所示，滑线变阻器的两个固定端 A、B 分别与电源的正负极相连，滑动端 C 和其中一个固定端（图中用 A）连接到 R 两端。接通电源后，电压 U 随着滑动端 C 的位置而改变，当 C 滑动至 B 端时，U 的值最大，当 C 滑至 A 端时，$U=0$。

为了安全使用仪器，在制流电路接通电源之前，应使滑动端 C 置于 B 端（阻值最大），接通电源后再逐步滑动端 C 使电流达到所需值。在分压电路接通电源之前，应使滑动端 C 置于 A 端，然后再逐步滑动 C 使电压达到所需值。

滑线变阻器规格的选择也是必须注意的问题。滑线变阻器规格指全电阻（R_{AB}）和额定电流，另一方面要考虑到滑线变阻器的使用效果。在制流电路中，为使制流效果好，应使滑线变阻器的全电阻数值（R_{AB}）大于用电器的阻值（R），但不能太大，否则调节效果不好，一般应使 $R_{AB} \geqslant 2R$。在分压电路中，为使分压效果好，应使滑线变阻器的全电阻值小于用电器的阻值，但不能太小，否则功率消耗较大，一般应使 $R_{AB} \leqslant R/2$。

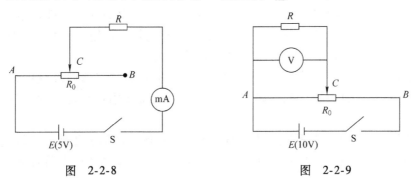

图　2-2-8　　　　　　　　　　图　2-2-9

五、仪器使用练习

1）将三只电阻箱 R_1、R_2、R_3 的阻值分别旋至 100Ω、300Ω、500Ω，然后用万用电表的欧姆档测量它们的阻值。

2）按图 2-2-10 连接电路，接通电源后，用直流电压档测量各电阻上的电压 U_1、U_2、U_3；用直流电流档测量电流 I_1、I_2、I_3。

3）用交流电压档"250V"档测量市电电压。

4）按图 2-2-8 连接电路，通过滑线变阻器调节电路中的电流值，使电流表示值分别为 1/5 量程、1/3 量程和 2/3 量程，据电流表级别分别计算出各测量值的相对误差（R_0 取 0 ~ 500Ω，R 取 100Ω）。

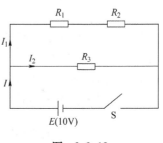

图　2-2-10

5）按图 2-2-9 连接电路，通过滑线变阻器调节 R 上的电压值，使电压表示值分别为 1/5量程、1/3 量程和 2/3 量程，据电压表级别分别计算出各测量值的相对误差（R_0 取 0 ~ 50Ω，R 取 100Ω）。

第三节　光学实验预备知识

一、光学实验的特点和实验规则

光波的本质是频率极高的电磁波，例如可见光的频率为 10^{14} Hz 的数量级。如果不掌握光的基本理论，不熟悉光源发光的宏观特性，不了解光波的干射、衍射、色散等性质，有些光学实验（如干涉）就很难做好，而有些光学实验（如偏振）甚至无法进行。光学仪器比较精密，测量的准确度高。同时光学仪器的调节要求较高，要求实验者必须认真细心地调节，并仔细观察现象，力求客观而正确地反映实际。

光学仪器贵重易损，对仪器的使用和保养要求较高。有些光源强度较大，对人体会造成伤害，因此做光学实验要遵守以下实验规则：

1）必须在了解仪器的使用方法和操作要求后，才能使用仪器。操作前，必须认真阅读使用说明书。

2）对各个可动的机械部件，如旋钮、狭缝、刻度盘、转台等，必须在弄清其作用后再操作，且动作应轻缓，操作应耐心细致，不能强扳硬拧，更不能随意拆卸仪器。

3）大部分光学元件是由玻璃制成的，如透镜、反射镜、棱镜、光栅等，在使用时要轻拿轻放，勿使元件受到冲击或摔碰，以免造成缺损或破裂。

4）在暗室中工作时，关灯前应牢记仪器及用具的位置。在黑暗环境中拿取仪器或用具时，应将手贴着桌面缓缓移动，以免碰倒或带落仪器或用具。要注意人身安全，防止触电。

5）光学元件上的光学表面是经过精细抛光的，应保持清洁和干燥。拿取光学元件时，绝不能用手触及光学表面，只能接触被磨砂的非光学表面，如透镜或光栅的侧面、棱镜的上下表面等。

6）在用完光学仪器和元件之后应立即收入箱内，或加罩保护并放置干燥剂来防尘防潮。

7）为防止唾液或其他液体溅落于光学元件表面，不准对着光学元件哈气、说话、咳嗽等。光学元件表面的灰尘可以用特制的软毛刷轻轻弹去，或用"皮老虎"吹去，切不可用嘴吹。

8）光学元件表面的轻微污痕可用镜头纸或鹿皮拂去，不能强力擦，更不准用其他物品如手帕、衣服、纸张等擦拭。光学元件表面的严重污痕、指印等，应由专业实验人员用乙醚、丙酮或酒精清洗。所有镀膜的光学元件表面都不能触摸或擦拭。

9）使用激光作光源时，勿使激光直接射入眼睛，以防损伤视网膜。

二、光学实验中常用的电光源

光源通常是一切发光物体的总称。实验室中常用的是将电能转换为光能的光源即电光源。常见的有热辐射光源、气体放电光源和激光光源三类。

1. 热辐射光：依靠电流通过物体，使物体温度升高而发光的光源

（1）白炽灯　它是由钨丝装在充有惰性气体的玻璃泡内构成。电流通过钨丝，使钨丝炽热发光，其光谱是连续的，除可见光外，还有大量的红外辐射和少量紫外辐射。

（2）卤素灯　常作为强光源使用，如投影灯、汽车雾灯、放影灯等。在白炽灯中加入一定量的碘或溴等卤素元素，就成为碘钨灯和溴钨灯等卤素灯。目前使用较多的主要是碘钨灯和溴钨灯。由于卤素元素和钨的化合物极易挥发，因此当卤素原子和钨蒸发在玻璃壳壁处化合并生成卤化钨后，卤化钨很快挥发成气体又反过来向灯丝扩散。由于灯丝附近温度高，卤化钨分解，因而灯丝附近的钨浓度大于没有卤素原子时的浓度，使钨沉积在钨丝上。这种灯具有发光效率高、光效稳定、光色较好、泡壳不发黑、体积小等优点。

2. 气体放电光源：使电流通过气体（包括某些金属蒸气）而发光的光源

（1）钠灯和汞灯　实验室常用钠灯和汞灯作为单色光源。它们的工作原理都是以金属Na 或 Hg 蒸气在强电场中发生游离放电现象为基础的弧光放电灯。

在额定电压（220V）下，当钠光灯管壁温度升至约 260℃ 时，管内钠蒸气压约为 3 ×

10^{-3}Torr⊖，发出波长为 589.0nm 和 589.6nm 两种单色黄光，光强最强，可达 85%。而其他几种波长的光仅有 15%。因此，在一般应用时，把 589.0nm 和 589.6nm 的平均值 589.3nm 作为钠光灯的波长值。

汞灯可按蒸气压的高低，分为低压汞灯、高压汞灯和超高压汞灯。低压汞灯最为常用，其电源电压与管端工作电压分别为 220V 和 20V，正常点燃时发出青紫色光，其中主要包括七种单色光，它们的波长分别是 690.7nm（弱红）、623.4nm（红）、579.0nm（黄）、577.0nm（黄）、546.1nm（绿）、435.8nm（蓝）、407.8nm（紫）。汞灯发出的紫外线较强，且汞灯的亮度高，因此不要直接注视汞灯，以防伤害眼睛。

使用钠灯和汞灯时，灯管必须与一定规格的镇流器（限流器）串联后才能接到电源上去，以稳定工作电流。点燃后一般要预热 10min，才能正常工作。熄灭后也需冷却 10min 才可重新开启。

（2）氢灯　它是一种高压气体放电光源，在两个大玻璃管中间用弯曲的毛细管连通，管内充有氢气。在管子两端加上高压后，氢气放电发出粉红色的光。氢灯工作电流约为 15mA，启辉电压在 8kV 左右，在可见光范围内，氢灯发射的原子光谱线主要有三条，其波长分别为 656.28nm（红）、486.13nm（绿蓝）、434.05nm（蓝）。

（3）激光光源　激光是 20 世纪 60 年代出现的新光源，激光器的发光原理是受激发射。它具有发光强度大、方向性好、单色性强和相干性好等优点。激光器的种类很多，如氦氖激光器、氩离子激光器、二氧化碳激光器、红宝石激光器等。

实验室中常用的激光器是氦氖（He－Ne）激光器，它由激光工作物质（激光管中的氦氖混合气体）激励装置和光学谐振腔三部分组成。氦氖激光器发出的光波波长为 632.8nm，输出功率在几毫瓦到十几毫瓦之间，多数氦氖激光管的管长为 200～300mm，两端加有高压（1500～8000V）。操作时应严防触电，以免造成触电事故。由于激光束能量高度集中，应注意防护，切勿迎着激光束直接观看。

⊖　Torr（托）为非法定计量单位，1Torr = 133.322Pa。——编辑注

第三章　基础性实验

实验一　温度传感器特性研究及人体温度的测量

科学的真理不应该在古代圣人蒙着灰尘的书上去找，而应该在实验中和以实验为基础的理论中去找。真正的哲学是写在那本经常在我们眼前打开着的最伟大的书里面的，这本书就是宇宙，就是自然界本身，人们必须去读它。

——伽利略

伽利略简介：

伽利略被称为"观测天文学之父""现代物理学之父""科学方法之父""现代科学之父"，是意大利天文学家、物理学家和工程师，而且伽利略曾于1580年在比萨大学就读过医学专业，也是一名医学生。伽利略发明了摆针和温度计，在科学上为人类做出了巨大贡献。伽利略首创的温度计是一种开放式的液体温度计，玻璃管内盛有着色的水和酒精，液面与大气相通。这实际上是温度计与大气压力计的混合体，这是由于当时他对大气压力的变化还没有明确的认识。尽管如此，其学术价值仍很大，温度从此成为客观的物理量，不再是不确定的主观感觉。

在物理学中，"温度"是一个重要的热学物理量，它不仅和我们的生活环境密切相关，在科研及生产过程中，温度的变化对实验及生产的结果至关重要。在医学上，体温的测量对疾病的判断相当重要，所以温度传感器也可以应用于临床医学来测量人体温度。温度传感器是利用一些金属、半导体等材料与温度相关的特性制成的。一般把金属热电阻简称为热电阻，把半导体热电阻称为热敏电阻。

一、实验目标

1. 知识目标

1）研究 PN 结温度传感器、LM35 温度传感器、负温度系数热敏电阻 NTC 型温度传感器的特性，并求出三种温度传感器的灵敏度与相关系数。

2）用 PN 结温度传感器、LM35 温度传感器、负温度系数热敏电阻 NTC 型温度传感器、放大电路和数字电压表组装数字式电子温度表，并对三种数字式温度表进行校正（用医用级水银温度计作标准）。

3）用组装的三种数字式电子温度表（PN 结温度传感器、LM35 温度传感器、负温度系数热敏电阻 NTC 型温度传感器）进行人体各部位（眉心、腋下、手心、下肢）温度分布情况的测量（口腔用水银体温表，此时需用酒精消毒），了解人体各部位的温差。

2. 能力目标

1）引导学生组装电子温度表，独立设计并进行实验，提升学生的探究能力和实践能力，为培养创新能力奠定基础。

2）通过用组装的电子温度表测量人体各部位的温度，提升学生对知识的应用能力。

3. 价值目标

1）通过介绍物理学家伽利略的主要贡献，培养学生敢于探索、献身的科学精神和高尚的医德境界。

2）实验中需加热，通过传热过程改变传感器的温度，随着条件的改变（不同类型的温度传感器）其传递特性也发生变化（输出不同的电学量），使学生认识到：事物都是在发展变化之中的，要用发展的眼光看待生活中的问题。

二、实验仪器

FD – BHM – A 温度传感器特性及人体温度测量实验仪、可控温数显干井式恒温加热系统、PN 结温度传感器、LM35 温度传感器、负温度系数热敏电阻 NTC 型温度传感器、可调整放大器、数字电压表、插接线，医用级口腔表等。

三、实验原理

1. PN 结温度传感器

PN 结温度传感器是利用半导体 PN 结的正向结电压对温度的依赖性实现对温度检测的，实验证明在一定电流通过的情况下，PN 结的正向电压与温度之间有良好的线性关系。通常将硅晶体管 b、c 极短路，用 b、e 极之间的 PN 结作为温度传感器测量温度。硅晶体管基极和发射极间正向导通电压 U_{be} 一般约为 600mV（25℃），且与温度成反比，线性良好，温度系数约为 –2.3mV/℃，测温精度较高，测温范围可达 –50 ~ 150℃。

通常 PN 结组成二极管的电流 I 和电压 U 满足

$$I = I_s(e^{\frac{qU}{kT}} - 1) \tag{3-1-1}$$

在常温条件下，且 $U > 0.1V$ 时，式（3-1-1）可近似为

$$I = I_s e^{\frac{qU}{kT}} - 1 \tag{3-1-2}$$

在式（3-1-1）、式（3-1-2）中，q 为电子电荷量；k 为玻耳兹曼常数；T 为热力学温度；I_s 为反向饱和电流。其中 $q = 1.602 \times 10^{-19}C$，$k = 1.381 \times 10^{-23}J/K$。

在正向电流保持恒定且电流较小的条件下，PN 结的正向电压 U 和热力学温度 T 近似满足下列线性关系

$$U = BT + U_{go} \tag{3-1-3}$$

式中，U_{go} 为半导体材料在 $T = 0K$ 时的禁带宽度；B 为 PN 结的结电压温度系数。实验测量如图 3-1-1 所示，图中用 AD590（恒流源）使流过 PN 结的电流约为 300μA（25℃）。

2. 电压型集成温度传感器（LM35）

LM35 温度传感器，标准 TO – 92 工业封装，由于其输出的是与温度对应的电压（10mV/℃），且线性极好，故只要配上电压源，数字式电压表就可以构成一个精密数字测温系统。输出电压的温度系数 $K = 10.0$mV/℃，利用式 $U_o = Kt$ 可计算出被测温度 t(℃)，即

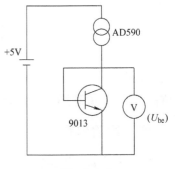

图 3-1-1

$$t = U_o/K \tag{3-1-4}$$

LM35 温度传感器的电路符号如图 3-1-2 所示，U_o 为输出端电压。

实验测量时只要直接测量其输出端电压 U_o，即可知待测量的温度。

3. 负温度系数热敏电阻（NTC 1K）温度传感器

（1）恒电流法测量热电阻　恒电流法测量热电阻，电路如图 3-1-3 所示。

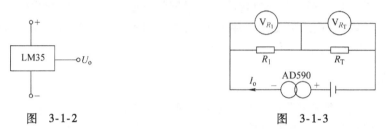

图　3-1-2　　　　　　　　　　　图　3-1-3

电源采用恒流源，R_1 为已知数值的固定电阻，R_T 为热电阻。U_{R_1} 为 R_1 上的电压，U_{R_T} 为 R_T 上的电压，U_{R_1} 用于监测电路的电流。当电路电流恒定时，只要测出热电阻两端电压 U_{R_T}，即可知道被测热电阻的阻值。当电路电流为 I_o、温度为 T 时，热电阻 R_T 为

$$R_T = \frac{U_{R_T}}{I_o} = \frac{R_1 U_{R_T}}{U_{R_1}} \tag{3-1-5}$$

（2）负温度系数热敏电阻（NTC 1K）温度传感器　热敏电阻是利用半导体电阻阻值随温度变化的特性来测量温度的，按电阻阻值随温度升高而减小或增大，分为 NTC 型（负温度系数热敏电阻）、PTC 型（正温度系数热敏电阻）和 CTC（临界温度热敏电阻）。NTC 型热敏电阻阻值与温度的关系呈指数下降关系，但也可以找出热敏电阻某一较小、线性较好的范围加以应用（如 35～42℃）。如需对温度进行较准确的测量，则需配置线性化电路进行校正测量（本实验没进行线性化校正）。以上三种热敏电阻特性曲线如图 3-1-4 所示。

在一定的温度范围内（小于 150℃），NTC 热敏电阻的电阻 R_T 与温度 T 之间有如下关系：

$$R_T = R_0 e^{B\left(\frac{1}{T} - \frac{1}{T_0}\right)} \tag{3-1-6}$$

式中，R_T、R_0 是温度为 T、T_0 时的电阻值（T 为热力学温度，单位为 K）；B 是热敏电阻材料常数，一般情况下 B 为 2000～6000K。对一定的热敏电阻而言，B 为常数，对式（3-1-6）两边取对数，则有

$$\ln R_T = B\left(\frac{1}{T} - \frac{1}{T_0}\right) + \ln R_0 \tag{3-1-7}$$

由式（3-1-7）可见，$\ln R_T$ 与 $1/T$ 成线性关系，作 $\ln R_T - (1/T)$ 直线图，用直线拟合，由斜率即可求出常数 B。

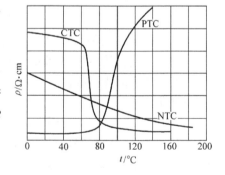

图　3-1-4

四、实验内容

1. PN 结温度传感器温度特性的测量及应用

1）将控温传感器 Pt100 铂电阻插入干井式恒温加热炉中心井，将 PN 结温度传感器插入干井式恒温加热另一个井内。按图 3-1-1 插好连线。从室温开始测量，然后开启加热器，每

隔 10.0℃ 控温系统设置温度并进行 PN 结正向导通电压 U_{be} 的测量。

2）制作电子温度计。将 PN 结的 U_{be} 随温度变化的电压（负温度系数 – 2.3mV/℃）通过放大电路（放大电路不做详细介绍）转化为正温度系数 10mV/℃ 的电压输出，并将输出电压与标准温度进行对比校准，即可制成电子温度计。插上 PN 结实验电路电源（ + 5V），将控温传感器 Pt100 铂电阻（A 级）插入干井炉中心井，用水银体温表对控温传感器 Pt100 铂电阻进行 37.0℃ 的校正，控温仪做 37.0℃ 的自适应整定。调整电路的校正与调零电位器，使输出电压与温度变化同步（即温度每改变 1℃ 输出电压变化 10mV）。测量电子温度计的线性度（从 35.0 ~ 42.0℃），每隔 0.5℃ 测量一次，到 42.0℃ 止。

3）进行人体各部位（腋下、眉心、手掌内）的温度测量（口腔除外），并与水银体温表测量口腔（口腔表）的温度进行比较，了解人体各部位温差的原因。

4）数据记录将实验数据填入表 3-1-1 和表 3-1-2 中。

表 3-1-1　PN 结正向导通电压 U_{be} 与温度 t 的关系

$t/℃$							
U_{be}/V							

表 3-1-2　用 PN 结自制电子温度计与标准温度计示值比较

$t_1/℃$							
$t_2/℃$							
$\Delta t/℃$							

表 3-1-2 中 $\Delta t = t_2 - t_1$，t_2 为口腔表读数，t_1 为自制电子温度计读数。由于存在着控温精度的调整和温度传感器与井式炉的热接触问题，在 35 ~ 42℃ 温度范围内有一定的误差。

2. 集成温度传感器 LM35 温度特性的测量及应用

1）插接好电路，将控温传感器 Pt100 铂电阻（A 级）插入干井式恒温加热炉中心孔，开始从环境温度起测量，然后开启加热器，每隔 10.0℃ 控温系统设置一次，控温后，恒定 2min 测试传感器 LM35 的输出电压。

2）制作电子温度计。将电压输出型 LM35 的输出电压通过放大电路将输出电压与标准温度进行对比校准，即可制成电子温度计。插上 LM35 实验电路电源（ + 5V），将控温传感器 Pt100 铂电阻（A 级）插入干井式恒温加热炉中心井，用标准水银温度计对控温传感器 Pt100 铂电阻（A 级）进行 37.0℃ 的校正，控温仪做 37.0℃ 的自适应整定。调整电路的校正电位器，使输出电压与温度变化同步（即每 1℃ 变化 10mV）。测量电子温度计的线性度（从 35.0 ~ 42.0℃），每隔 0.5℃ 测量一次，到 42.0℃ 止。

3）进行人体各部位（腋下、眉心、手掌内）的温度测量（口腔除外）并与水银体温表测量口腔（口腔表）的温度进行比较，了解人体各部位温差的原因。

4）记录数据。将实验数据填入表 3-1-3 和表 3-1-4 中。

表 3-1-3　集成温度传感器 LM35 输出电压 U_0 与温度 t 的关系

$t/℃$							
U_0/V							

表 3-1-4　用 LM35 制作电子温度计与标准温度示值比较

$t_1/℃$						
U_0/V						
$t_2/℃$						
$\Delta t/℃$						

在表 3-1-4 中，$\Delta t = t_2 - t_1$，t_2 为口腔表示值，t_1 为自制电子温度表示值，由于存在着控温精度的调整和温度传感器与井式炉的热接触问题，在 35～42℃温度范围内有一定的误差。

3. 负温度系数热敏电阻（NTC 1K）温度传感器温度特性的测量及应用

1）测量 NTC 1K 热敏电阻温度特性

2）用恒电流法测量热敏电阻的阻值。用恒电流法测热敏电阻的方法如图 3-1-5 所示。用恒流源法测量热敏电阻时插上 +5V 电源、热敏电阻。检测 1kΩ 电阻 R 上的电压即可知道流过 R_t 的电流，即：$I_恒 = U_R/R$，由于恒流源为 AD590 所提供恒定的电流，则测量热敏电阻上的电压即可知道它的阻值（$R_t = U_{R_t}/I_恒$）。将控温传感器 Pt100 铂电阻（A 级），插入干井式恒温加热炉的中心井，另一只待测试的 NTC 1K 热敏电阻插入干井式恒温加热炉另一井，从室温起开始测量，然后开启加热器，每隔 10.0℃ 控温系统设置一次，控温稳定 2min 后，测量、计算 NTC 1K 热敏电阻的阻值，到 80.0℃ 止。将测量结果用最小二乘法直线拟合，求出结果。

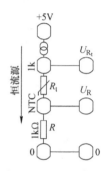

图 3-1-5　用恒流源法测热敏电阻线路图

3）制作电子温度计（选做）。将 U_{R_t} 作为信号输入放大电路并进行放大和调整，使电路得到 10mV/℃ 的输出，再将输出电压与标准温度进行对比校准，即可制成电子温度计。将控温传感器 Pt100 铂电阻（A 级）插入干井式恒温加热炉中心井，用水银体温表对控温传感器 Pt100 铂电阻（A 级）进行 37.0℃ 的校正（注意，当用水银体温表再次测量时，若温度比前次测量低，则必须将体温表的温度指示水银柱甩下来，以下实验相同）。控温仪做 37.0℃ 的自适应整定。调整电路的校正与调零电位器，使输出电压与温度变化同步（即温度每变化 1℃，输出电压变化 10mV）。测量电子温度计的线性度（从 35.0～42.0℃），每隔 0.5℃ 测量一次，到 42.0℃ 止。

4）进行人体各部位（腋下、眉心、手掌内、下肢）的温度测量（口腔除外），并与水银体温表测量口腔（口腔表）的温度进行比较，了解人体各部位温差的原因。

5）记录数据，将实验数据填入表 3-1-5 和表 3-1-6 中，按要求做数据处理。

由式（3-1-7），求 $\ln R_T - (1/T)$ 直线关系，进行直线拟合，并给出相关系数、传感器的灵敏度数值以及热敏电阻阻值 R_T 与温度 T 的关系满足的函数关系式。

表 3-1-6 中，$\Delta t = t_2 - t_1$，t_1 为自制电子温度计示值，t_2 为标准温度计示值，$U_。$ 为输出电压。

五、注意事项

1）本仪器通电后除了测量仪表、放大器及实验电源外，实验电路要插上仪器提供的直流稳压电源（+5V）后才能工作。加热前先调好控温仪（由实验指导老师预先调好：设好预定温度，首次应用时在 60.0℃进行 PID 自适应整定。医学院学生应在 37.0℃进行 PID 自适应整定，37.0℃用水银体温表校正）。按面板电路图指示插好实验电路，将控温传感器 Pt100 插入干井式恒温加热炉的一个井孔，待测传感器插入另一井孔就能进行实验（为节省时间，可同时进行多种传感器的实验，只要用数字电压表分别测量待测传感器输出即可）。

表 3-1-5　热敏电阻阻值与温度关系数据

序号	$t/℃$	T/K	R_T/Ω	$[(1/T)\times10^{-3}]/K$
1				
2				
3				
4				
5				
6				
7				
8				
9				

表 3-1-6　用热敏电阻自制电子温度计与标准温度计示值比较

$t_1/℃$						
U_o/V						
$t_2/℃$						
$\Delta t/℃$						

2）一般冬季可从 20.0～60.0℃测量，夏季可从 40.0～80.0℃测量，0℃可用冰点来测量。

3）如需节省时间，可每隔 5.0℃设置控温系统一次。

六、分析与思考

1）能否提出校准温度传感器的其他方法？

2）控温传感器 Pt100 是否需要校准？

实验二　液体表面张力系数的测定

尽管我仰慕牛顿的大名，但是我并不因此而认为他是万无一失的。我遗憾地看到，他也会弄错，而他的权威有时甚至可能阻碍科学的进步。

——托马斯·杨

托马斯·杨简介：

托马斯·杨是英国医生、物理学家，光的波动说的奠基人之一。他不仅在物理学领域领袖群英、而且涉猎甚广，是一个将科学和艺术并列研究、对生活充满热望的天才，我们几乎可以这样说：他生命中的每一天都没有虚度。托马斯·杨曾被誉为是生理光学的创始人。他在 1793 年提出人眼里的晶状体会自动调节以适应所见的物体的远近。他也是第一个研究散光的医生（1801 年）。后来，他提出色觉取决于眼睛里的三种不同的神经，分别感觉红色、绿色和紫色。

1804 年，托马斯·杨根据表面张力原理发展了毛细管现象理论。1805 年，拉普拉斯发现了月形装置的半径与毛细作用有关。1830 年，高斯统一了这两位科学家的工作，推导出 Young – Laplace 方程，用来描述跨越两个分子之间的界面所承受的毛细管压差流体。此外，托马斯·杨推导出一个方程，后人称之为 Young 方程，用来描述液滴在平面固体表面上的接触角与自由表面的能量、界面自由能和液体的表面张力之间的关系。

表面张力指液体表面任意两个相邻部分之间垂直于它们的单位长度分界线相互作用的拉力。表面张力的形成同处在液体表面薄层内的分子的特殊受力状态密切相关。表面张力的存在形成了一系列日常生活中可以观察到的特殊现象。如截面非常小的细管内的毛细现象、肥皂泡现象以及气体栓塞形成的主要原因（来自于管中气泡表面上的液体的表面张力）等。液体的表面张力是表征液体性质的一个重要参数。测量液体的表面张力系数有多种方法，拉脱法是测量液体表面张力系数常用的方法之一。该方法的特点是，用称量仪器直接测量液体的表面张力，测量方法直观，概念清楚。用拉脱法测量液体表面张力，对测量力的仪器要求较高，由于用拉脱法测量液体表面张力约在 $1 \times 10^{-3} \sim 1 \times 10^{-2} N$ 之间，因此需要有一种量程范围较小、灵敏度高且稳定性好的测量力的仪器。新发展的硅压阻式力敏传感器张力测定仪正好能满足测量液体表面张力的需要，它比传统的焦利秤、扭秤等灵敏度高，稳定性好，且可数字信号显示。

一、实验目标

1. 知识目标

1）加深对液体表面张力的理解。

2）学习对力敏传感器的定标方法。

3）测量纯水和其他液体的表面张力系数。

2. 能力目标

1）能够掌握力敏传感器的测量原理和测量特点，学会运用传感器测量非电量的方法。

2）灵活运用力敏传感器，设计测量其他物理量的方案。

3. 价值目标

1）通过对物理学家托马斯·杨的介绍，培养学生追求真理、百折不挠、实事求是的科学精神。

2）实验中盛水器皿、金属环都需要清洁，让学生从中认识到：清洁是中国梦的一部分，是健康中国、美丽中国必不可少的要素。

二、实验仪器

硅压阻力敏传感器，三位半数字电压表，力敏传感器固定支架、升降台、底板及水平调节装置，铝合金吊环（外径 ϕ3.496cm、内径 ϕ3.310、高 0.85cm），直径 ϕ12.00cm 的玻璃器皿一套，砝码盘及 0.5 克砝码 7 只。

三、实验原理

表面张力是指作用于液体表面上任意直线的两侧、垂直于该直线且平行于液面、并使液面具有收缩倾向的一种力。从微观上看，表面张力是由于液体表面层内分子作用的结果。可以用表面张力系数来定量地描述液体表面张力的大小。设想在液面上作长为 L 的线段，在 L 的两侧，表面张力以拉力的形式相互作用着，拉力的方向垂直于该线段，拉力的大小正比于 L，即 $F_\alpha = \alpha L$，式中 α 表示作用于线段单位长度上的表面张力，称为表面张力系数，其单位为 N/m 。

液体表面张力的大小与液体的成分有关。不同的液体由于它们有不同的摩尔体积、分子极性和分子间作用力而具有不同的表面张力。实验表明，温度对液体表面张力影响极大，表面张力随温度升高而减小，二者通常相当准确地成直线关系。表面张力与液体中含有的杂质有关，有的杂质能使表面张力减小，有的却能使之增大。表面张力还与液面外的物质有关。

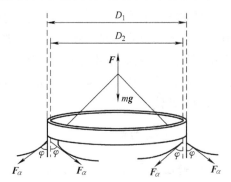

图 3-2-1　拉脱过程吊环受力分析

如图 3-2-1 所示，将表面清洁的铝合金吊环挂在测力计上并垂直浸入液体中，使液面下降，当吊环底面与液面平齐或略高时，由于液体表面张力的作用，吊环的内、外壁会带起液膜。

平衡时吊环的重力 mg、向上的拉力 F 与液体表面张力 F_α（忽略带起的液膜的重量）满足

$$F = mg + F_\alpha \cos\varphi \tag{3-2-1}$$

在吊环临界脱离液体时，$\varphi \approx 0$，即 $\cos\varphi \approx 1$，则平衡条件近似为

$$F_\alpha = F - mg = \alpha\pi(D_1 + D_2) \tag{3-2-2}$$

式中，D_1 为吊环外径；D_2 为吊环内径。液体表面张力系数为

$$\alpha = \frac{F - mg}{\pi(D_1 + D_2)} \tag{3-2-3}$$

实验中需测出 $F - mg$ 及 D_1 和 D_2。本实验利用力敏传感器测力，硅压阻式力敏传感器由弹性梁和贴在梁上的传感器芯片组成，其中芯片由四个硅扩散电阻集成一个非平衡电桥。当外界压力作用于金属梁时，在压力作用下，电桥失去平衡，此时将有电压信号输出，输出电压大小与所加外力成正比，即

$$U = BF \tag{3-2-4}$$

式中，F 为外力的大小；B 为硅压阻式力敏传感器的灵敏度；U 为传感器输出电压的大小。

首先进行硅压阻力敏传感器定标，然后求得传感器灵敏度 B，再测出吊环在即将拉脱液面时（$F = mg + F_\alpha$）电压表读数 U_1，记录拉脱后（$F = mg$）数字电压表的读数 U_2，代入式（3-2-3）得

$$\alpha = \frac{U_1 - U_2}{B\pi(D_1 + D_2)} \tag{3-2-5}$$

四、实验内容

1）开机预热。

2）清洗玻璃器皿和吊环。

3）在玻璃器皿内放入被测液体并安放在升降台上（玻璃盛器底部可用双面胶与升降台面贴紧固定）。

4）将砝码盘挂在力敏传感器的钩上。

5）若整机已预热 15min 以上，可对力敏传感器定标，在加砝码前应首先对仪器调零，安放砝码时应尽量轻。

6）换吊环前应先测定吊环的内外直径，然后挂上吊环，在测定液体表面张力系数过程中，可观察到液体产生的浮力与张力的情况，当以顺时针转动升降台大螺帽时，液体液面上升，当环下沿部分均浸入液体中时，改为逆时针转动该螺帽，这时液面往下降（或者说相对吊环往上提拉），观察环浸入液体中以及从液体中拉起时的物理过程和现象。特别应注意吊环即将拉断液柱前一瞬间数字电压表读数值为 U_1，拉断时瞬间数字电压表读数为 U_2。记下这两个数值。

五、实验数据

1. 硅压阻力敏传感器的定标

力敏传感器上分别加各种质量砝码，测出相应的电压输出值，填入表 3-2-1。

表 3-2-1　力敏传感器定标

物体质量 m/g						
输出电压 U/mV						

经最小二乘法拟合得仪器的灵敏度 B 和拟合的线性相关系数。延安地区重力加速度 $g = 9.7955\mathrm{m/s^2}$。

2. 水和其他液体表面张力系数的测量

用游标卡尺测量金属圆环：外径 $D_1 = 3.496\mathrm{cm}$，内径 $D_2 = 3.310\mathrm{cm}$，调节上升架，记录环在即将拉断水柱时数字电压表的读数 U_1，拉断时数字电压表的读数 U_2，填入表 3-2-2。

表 3-2-2　纯水的表面张力系数测量（水的温度 24.30℃）

测量次数	U_1/mV	U_2/mV	ΔU/mV	$F_\alpha/(10^{-3}\mathrm{N})$	$\alpha/(10^{-3}\mathrm{N/m})$
1					
2					
3					
4					
5					
6					

经查表，得在实验室温度下水的表面张力系数，然后算出相对误差。

六、注意事项

1）吊环须严格处理干净。可用 NaOH 溶液洗净油污或杂质后，用清洁水冲洗干净，并用热吹风烘干。

2）吊环水平须调节好，注意偏差 1°，测量结果引入误差为 0.5%；偏差 2°，误差为 1.6%。

3）仪器开机需预热 15min。

4）在旋转升降台时，要尽量使液体的波动小。

5）工作室不宜风力过大，以免吊环摆动致使零点波动，所测系数不正确。

6）若液体为纯净水，在使用过程中应防止灰尘和油污及其他杂质污染。特别注意手指不要接触被测液体。

7）使用力敏传感器时用力不宜大于 0.098N。过大的拉力容易使传感器损坏。

8）实验结束时须将吊环用清洁纸擦干，用清洁纸包好，放入干燥缸内。

七、分析与思考

1）比较水的表面张力系数与酒精溶液的表面张力系数，哪种液体的表面张力系数更大？

2）随着溶液浓度的升高，液体的表面张力将会有怎样的变化？为什么？

八、实验拓展

探究液体表面张力系数与液体浓度的关系。

实验三　用阿贝折射仪测定液体的折射率及其色散

光入射到不同介质的界面上会发生反射和折射。其中入射光和折射光位于同一个平面上，并且与界面法线的夹角满足一定的关系：入射面介质的折射率与入射角正弦的乘积等于折射面介质的折射率与折射角正弦的乘积。

——斯涅尔定律（光的折射定律）

威里布里德·斯涅耳简介：

威里布里德·斯涅耳，荷兰莱顿人，数学家和物理学家，曾在莱顿大学担任过数学教授。斯涅耳最早发现了光的折射定律，从而使几何光学的精确计算成为可能。斯涅耳的这一折射定律（也称斯涅耳定律）是从实验中得到的，未做任何的理论推导，虽然正确，但却从未正式公布过。只是后来惠更斯和伊萨克·沃斯两人在审查他遗留的手稿时，才看到这方面的记载。为了纪念斯涅耳在科学方面的贡献，月球的斯涅耳陨石坑则以他的名字命名。

折射率是光在真空中的传播速度与光在该介质中的传播速度之比。材料的折射率越高，使入射光发生折射的能力越强。同时，折射率和平均色散是表征物质光学特性的两个重要常数，借助折射率和平均色散可以了解物质的光学性能、纯度、浓度及色散大小等。阿贝折射仪是常用的测量物质折射率与平均色散的仪器，液体折射率的精确测量在科学研究与石油、油脂、制药、制漆、食品、制糖、日用化工等行业中有着极其广泛的应用和重要意义。

一、实验目标

1. 知识目标

1）了解阿贝折射仪的工作原理。

2）掌握用阿贝折射仪测定液体折射率的方法。

3）掌握测定液体色散的方法。

4）学习用内插法求中间值的方法。

2. 能力目标

1）引导学生透过现象看本质，进一步理解液体折射现象。

2）引导学生设计测量折射率的新方法，培养学生设计实验的能力和创新能力。

3. 价值目标

1）通过介绍物理学家威里布里德·斯涅耳，学生能从中受到教育和熏陶，激发学生孜孜不倦、刻苦学习的自觉性和勇于探索、默默奉献的科学精神。

2）仪器看似简单，但也要沉下心来，搞清仪器的结构与读数，不能心浮气躁，培养学生严谨的科学态度和作风。

二、仪器和用具

阿贝折射仪、待测液体（酒精、蒸馏水等）、光源、脱脂棉等。

阿贝折射仪的构造如图3-3-1所示。

阿贝折射仪的光学系统如图3-3-2所示，它有两个部分：望远系统和显微读数系统。

望远系统：光线由反光镜1进入进光棱镜2及折射棱镜3，待测液体滴入2、3之间，经阿米西棱镜4抵消（补偿）由于折射棱镜及待测液体产生的色散，然后光线进入望远镜的物镜5将明暗分界线成像于分划板6上，再经目镜7、8最后成放大像由眼睛观察。

显微读数系统：光线由小反光镜9经毛玻璃10、照明刻度盘11、转向棱镜12及显微物镜13将刻度成像于分划板14上，经目镜15、16最后成放大像由眼睛观察。

如图3-3-3所示为测折射率时，分别由望远镜和显微镜观察到的视场图像，其中待测物体的折射率读数为 $n_\mathrm{D} = 1.3320$。

由于阿贝折射仪的望远系统中装有光补偿器（阿米西棱镜），所以测量时不需用钠光灯，而用白炽灯作光源，旋转补偿器可使色散为零（明暗分界线无颜色出现），各种波长的光的极限方向都与钠黄光的极限方向重合，故望远镜视场中出现半边暗半边明，明暗分界线就是钠黄光的极限方向。补偿器上附有刻度圈，读出其读数（Z值）后利用阿贝折射仪附带的色散表，经过简单的计算可求出待测液体的色散率及阿贝数。

在阿贝折射仪使用时，应先做校准工作（看校准折射仪的读数）。仪器附带的已知折射率的校准片（长方体玻璃块）就是用来校准仪器读数的。根据测固体折射率的原理，在校准片与折射棱镜的 AB 面之间滴一滴高折射率液体（如溴代萘），使两者紧密粘合且无气泡，调节棱镜转动手轮2（见图3-3-1），从显微镜目镜中观察，使读数恰好为校准片的折射率数值，然后从望远镜中观察叉丝交点是否与明暗分界线重合（应旋转阿米西棱镜，使明暗分界线处无彩色），若不重合，用校准小扳手校准示值调节螺钉9，使叉丝交点与明暗分界线准确重合。至此，仪器的校准即告完成。本实验中的仪器实验室均已校准好了，不需再做校准。

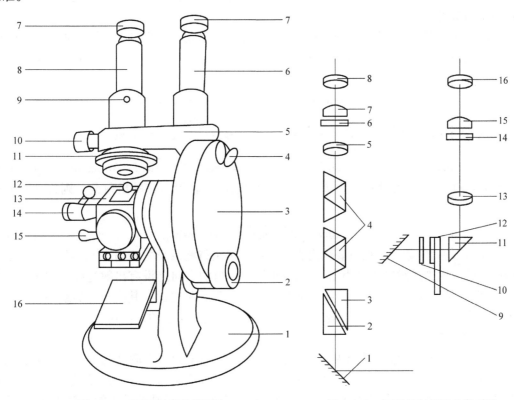

图 3-3-1 阿贝折射仪的构造

1—底座 2—棱镜转动手轮 3—圆盘组（内有刻度尺）
4—小反光镜 5—支架 6—读数镜筒 7—目镜 8—望远镜筒
9—示值调节螺钉 10—阿米西棱镜手轮 11—色散值刻度圈
12—棱镜锁紧扳手 13—棱镜组 14—温度计座
15—恒温器接头 16—反光镜

图 3-3-2 阿贝折射仪的光学系统

三、实验原理

物质的折射率和色散率是重要的光学参数。阿贝折射仪是测量液体和固体的折射率及其色散率的专用仪器，也可以测量糖溶液内的含糖量浓度的百分数从 0% ~ 95%（相当于折射率为 1.3330 ~ 1.5310）。仪器上附有恒温和测温装置，能迅速而准确地测量出物质的折射率及其色散率。由于其使用简便，精度较高（±0.0003），

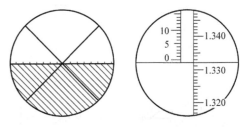

图 3-3-3 望远镜和显微镜观察到的视场

在生产和实验室中经常用到，但其测量范围有限（折射率 n 从 1.3000 至 1.7000），且不适宜于测量挥发性较强的液体的折射率。

1. 测折射率

阿贝折射仪测物质的折射率用的是极限法，即根据全反射原理，基于测定临界角的方法测定物质的折射率。

如图 3-3-4 所示，入射光线 SO 在待测物体中以入射角 α 入射到折射棱镜Ⅲ的 AB 面上，折射入棱镜中，再从 AC 面出射到空气中。由图 3-3-4 中可见：$n\sin\alpha = N\sin\gamma$，$N\sin\phi = \sin i$。因 $\varphi = \gamma + \beta$，从而有

$$n\sin\alpha = N\sin(\varphi - \beta) = N(\sin\varphi\cos\beta - \cos\varphi\sin\beta)$$

又因 $N^2\sin^2\beta = \sin^2 i$，$\sin^2\beta + \cos^2\beta = 1$　即 $\cos\beta = \dfrac{\sqrt{N^2 - \sin^2 i}}{N}$，则

$$n\sin\alpha = \sin\varphi\ \sqrt{N^2 - \sin^2 i} - N\cos\varphi\sin\beta = \sin\varphi\ \sqrt{N^2 - \sin^2 i} - N\cos\varphi\sin i \qquad (3\text{-}3\text{-}1)$$

当 $\alpha = 90°$ 时，即入射光线为掠入射时，我们用 i_0 表示对应的出射角，则式（3-3-1）变为

$$n = \sin\varphi\ \sqrt{N^2 - \sin^2 i_0} - N\cos\varphi\sin i_0 \qquad (3\text{-}3\text{-}2)$$

式中，ϕ、N 均为常数，可见只要测出它们，即可求出待测液体的折射率 n。不难证明 i_0 为一切可能的入射光线对应的最小出射角，即小于 i_0 角的方向上没有出射光线。用望远镜从 AC 面观察出射光束时，视场中一部分是明亮的，一部分是暗的，其明暗分界线便对应于出射角为 i_0 的光线。对于不同的待测液体，将对应于不同的出射角，由式（3-3-2）便可得出对应的折射率值。

阿贝折射仪的读数并不是出射角 i_0 的值，而是借助于同棱镜联动的刻有一系列折射率数值的刻度盘，转动棱镜（刻度盘也一起转动），当明暗分界线位于望远镜的十字叉丝交点上时，则可通过显微镜从刻度盘上直接读出对应于出射角 i_0 的待测液体的折射率数值 n。

阿贝折射仪既可测液体的折射率，又可测固体的折射率。当待测物质是液体时，如图 3-3-4所示，将待测液体滴入棱镜Ⅱ和棱镜Ⅲ之间，其中棱镜Ⅱ的 $A'B'$ 面为磨砂面，入射光由反射镜反射后进入棱镜Ⅱ，被 $A'B'$ 面漫射开，以各种角度出射，经待测液体后进入棱镜Ⅲ，再从 AC 面出射。当待测物质是固体时，必须将其加工成有两个互相成90°角的抛光面（光学平面），用一种折射率接近于棱镜Ⅲ折射率的液体将其粘贴在棱镜Ⅲ的 AB 面上进行测量（此时不用棱镜Ⅱ），如图 3-3-5 所示。

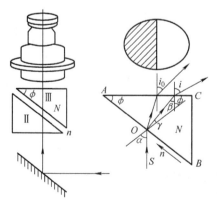

图　3-3-4

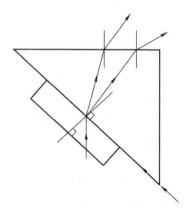

图　3-3-5

2. 测色散率

光学媒质对各种波长的光的折射率是不相同的，这种现象称为色散。表征光学媒质色散本领的一个重要参数，就是阿贝数 v（其倒数称为相对色散率）。阿贝数 v 的定义为

$$v = \frac{n_D - 1}{n_f - n_c} \tag{3-3-3}$$

式中，n_D 为媒质对钠光（$\lambda_D = 589.3\,\text{nm}$）的折射率（用阿贝折射仪直接测出的便是该值）；$n_f$、$n_c$ 分别是媒质对氢光谱中的 F 线（$\lambda_f = 486.1\,\text{nm}$）和 C 线（$\lambda_c = 656.3\,\text{nm}$）的折射率，式中（$n_f - n_c$）称为媒质的色散值，可表示为

$$n_f - n_c = A + B_c \tag{3-3-4}$$

式中的 A、B_c 可借助于测量折射率，转动补偿器（阿米西棱镜），消除视场中明暗分界线的颜色，根据折射率 n 的值及色散刻度圈的 Z 值，由阿贝折射仪附带的色散表上查得；若 n 值和 Z 值不能与色散表上的数值恰好对应，而落在某两个 n 值和某两个 Z 值中间，则可利用内插法分别求出对应的 A、B_c 值及 σ。对于 σ 值，当 $Z > 30$ 时取负值；当 $Z < 30$ 时取正值。

可见，只要测出物质的 n 值及相应的 Z 值，即可由式（3-3-4）求得物质的色散率，进而由式（3-3-3）求得阿贝数 v 的值。

下面是有关内插法的说明：

通常数据表中所列出的各独立变数的间距较大，而实际应用时，常常需要知道数据表中已列出的相邻两数据的中间数值。内插法就是根据一些已知数据推求中间数值的方法。常用的内插法有线性插入法、牛顿法、高斯法、拉格朗日法等。具体方法的选择主要视数据表的准确度、变数间的函数类型以及所需内插值的准确度而定。

在本实验中，为了简单且便于计算，我们采用线性插入法，即用直线来近似代替未知曲线，从而求出中间值的近似值。

如图 3-3-6 所示为由色散表中的折射率 n 值与对应的 A（或 B）值所作的关系曲线的示意图。若某物质的折射率的测量值为 n，在色散表中查出与其相邻的两个折射率值分别是 n_1、n_2，对应的 A（或 B）值为 A_1（或 B_1）、A_2（或 B_2），由图中不难看出，与 n 对应的 A_n（或 B_n）的近似值为

$$A_n = A_1 - \frac{(n - n_1)(A_1 - A_2)}{n_2 - n_1}, \quad B_n = B_1 - \frac{(n - n_1)(B_1 - B_2)}{n_2 - n_1} \tag{3-3-5}$$

由于 n_1、n_2 相差很小（0.01），用此法求出的 A、B 值与真实值的偏差也很小。如图 3-3-7 所示为由色散表数据所得的 σ 与 Z 的关系曲线示意图。由图可见

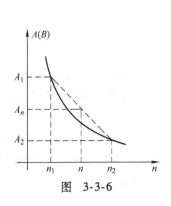

图　3-3-6

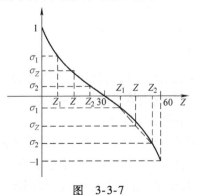

图　3-3-7

$$\sigma_Z = \sigma_1 - \frac{(Z - Z_1)(\sigma_1 - \sigma_2)}{Z_2 - Z_1} \tag{3-3-6}$$

式中，σ_1、σ_2 分别是由色散表查得的与测量值 Z 相邻的两个值 Z_1、Z_2 所对应的 σ 的值。当 $Z > 30$ 时，色散表上 σ 数值取负值；当 $Z < 30$ 时，色散表上 σ 数值取正值。

四、实验内容

1. 调节仪器

如图 3-3-1 所示，打开棱镜锁紧扳手 12，用脱脂棉沾少许乙醚（或酒精），把棱镜面轻轻地擦干净，等晾干后合拢两棱镜。用滴管从棱镜合拢处的小孔滴入 2～4 滴待测液体（可将仪器倾斜后滴入），用锁紧扳手将两棱镜稍松开再关紧，可使液体均匀地分布在两棱镜之间且无气泡。调节反光镜 16 使反射光进入棱镜，从望远镜中观察并调节棱镜转动手轮 2，使明暗分界线位于十字叉丝交点处，如分界线处有彩色，旋转阿米西棱镜手轮 10，消除明暗分界线上的彩色。

2. 测量数据

经过以上调整，便可通过显微镜从刻度盘上直接读取待测液体的折射率数值 n，同时可从补偿器刻度圈上读出相应的 Z 值。重复测量五次并列表记录各测量值。

打开棱镜，用脱脂棉轻轻擦干净棱镜表面，再用乙醚（或酒精）清洁棱镜表面，晾干后合拢两棱镜，滴入另一种待测液体，用上述同样的方法测量其 n 值和 Z 值。重复测五次并列表记录各测量值。

本实验的待测液体是蒸馏水和酒精，因酒精的折射率比水的大，所以应先测水，后测酒精。另外，因折射率 n 与温度有关，在测量精度要求较高的情况下，仪器应与恒温器接通，借助于循环水保持恒温。一般测量不用恒温器，但应记录测量时的室温。

3. 处理数据

1）求折射率 n 及 Z 值，取五次测量值的平均值，并计算不确定度。

2）求色散率 $(n_f - n_c)$ 及阿贝数 v

根据 n 和 Z 的平均值，由色散表查出相应的 n_1、n_2 所对应的 A_1、A_2 和 B_1、B_2，以及相应的 Z_1、Z_2 所对应的 σ_1、σ_2 值。分别由式（3-3-5）和式（3-3-6）计算 $\overline{n}$ 和 $\overline{Z}$ 所对应的 A_n、B_n 和 σ_z 值，然后再由式（3-3-4）和式（3-3-3）求出色散率 $(n_f - n_c)$ 和阿贝数 v。

五、注意事项

1）测量前或更换液体时，认真做好棱镜面的清洁工作，以免在工作面上残留其他物质而影响测量精度。

2）本实验根据全反射原理，用极限法（测临界角的方法）测定物质的折射率。所以，待测物体（液体或固体）的折射率只限于 1.3～1.7 之间（仪器折射棱镜材料的折射率 $n_D = 1.75523$，色散角 $\phi = 58°$）。

3）对阿贝折射仪进行校准，可用简单的办法：用蒸馏水来进行校准。因水在 20℃ 的温度下对钠光的折射率是已知的标准值，即 $n_D = 1.3330$，所以可用水作为校准液体来校准仪器。当然，必须在标准温度下用纯净的蒸馏水。否则将偏离标准值。

六、分析与思考

1）用极限法测物质的折射率的理论依据是什么？有何限制？

2）在测量液体的折射率时，为什么要用辅助棱镜Ⅱ？它起什么作用？

七、实验拓展

研究液体折射率与其浓度的关系。

实验四　用静力称衡法测量物质的密度

给我一个支点，我就能撬起整个地球。

——阿基米德

阿基米德简介：

阿基米德，出生于希腊西西里岛叙拉古（今意大利西西里岛上），伟大的古希腊数学家、物理学家、发明家、工程师、天文学家，是静态力学和流体静力学的奠基人，并且享有"力学之父"的美称，和高斯、牛顿并列为世界三大数学家，著名故事阿基米德解开王冠之谜。

密度是物质的一种物理属性，不随质量、体积和地理位置的变化而变化，只随物态（温度、压强）变化而变化。在物理学中，某种物质组成的物体的质量与它的体积之比叫做这种物质的密度。同种物质的质量与体积的比值是一定的，物质不同，其比值一般也不同，这反映了不同物质的不同性质。密度这个概念在化学、材料科学、医学等其他自然科学领域也经常使用的，常用测定密度的方法来检验原材料的纯净度、含量、硬度等。本实验中介绍常用的静力称衡法来测定物质密度。

一、实验目标

1. 知识目标

1）熟悉物理天平的使用。

2）掌握用静力称衡法测量物质密度的原理和方法。

2. 能力目标

引导学生推导测量固体和液体密度的实验公式，提高学生分析问题和解决问题的能力。

3. 价值目标

1）通过对物理学家阿基米德的介绍，培养学生不断探索、永攀高峰、勇于创新的科学精神。

2）引导学生设计测量物体密度的新方法，培养学生的科研能力和创新精神。

二、实验仪器

物理天平、烧杯、温度计、被测物：固体（玻璃块、金属块等）、液体（酒精、盐水等）、比重瓶。

三、实验原理

设体积为 V 的某一物体的质量为 m，则该物体的密度为

$$\rho = \frac{m}{V} \tag{3-4-1}$$

质量 m 可以用天平测得很精确，但是体积则难以由外形尺寸算出比较精确的值（外形很规整的除外），在此介绍的方法是在水的密度已知的条件下，由天平测量出体积（见图 3-4-1）。

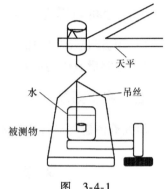

图 3-4-1

1. 由静力称衡法求固体的密度（比水的密度大）

设被测物不溶于水，其质量为 m_1，用细丝将其悬吊在水中的称衡值为 m_2，又设水在当时温度下的密度为 ρ_w，物体体积为 V，则依据阿基米德定律得

$$V\rho_w g = (m_1 - m_2) g$$

式中，g 为当地的重力加速度，整理上式后得计算体积的公式为

$$V = \frac{m_1 - m_2}{\rho_w} \tag{3-4-2}$$

则固体的密度为

$$\rho = \rho_w \frac{m_1}{m_1 - m_2} \tag{3-4-3}$$

2. 用静力称衡法测液体的密度

此法要借助于不溶于水并且和被测液体不发生化学反应的物体（一般用玻璃块）。

设物体的质量为 m_1，将其悬吊在被测液体中的称衡值为 m_2，悬吊在水中的称衡值为 m_3，则参照上述讨论，可得液体密度为

$$\rho = \rho_w \frac{m_1 - m_2}{m_1 - m_3} \tag{3-4-4}$$

3. 用比重瓶测液体的密度

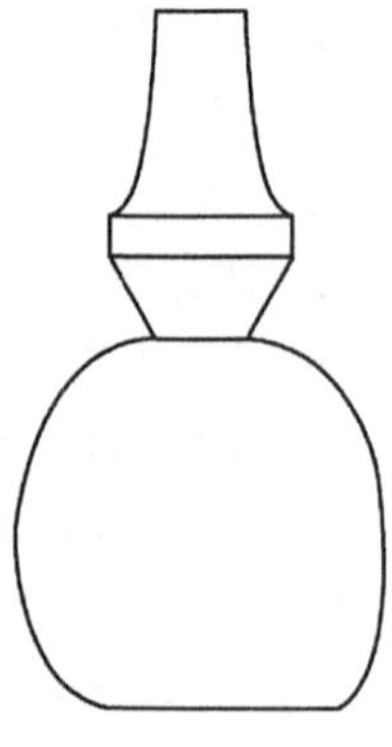

如图 3-4-2 所示为常用比重瓶，它在一定的温度下有一定的容积，将被测液体注入瓶中，多余的液体可由塞中的毛细管溢出。

设比重瓶的质量为 m_1，充满密度为 ρ 的被测液体时的质量为 m_2，充满同温度的蒸馏水时的质量为 m_3，则

$$\rho = \rho_w \frac{m_2 - m_1}{m_3 - m_1} \tag{3-4-5}$$

四、实验内容

1. 对物理天平进行调平

在了解天平的基本结构的基础上，对天平进行调平，调平分两步：

1）调底座水平：通过调底板下的调平螺钉，把水准仪中的气泡调在水准仪正中。

2）调横梁水平：将横梁两端的挂钩（连同吊篮、托盘）挂到刀口上，游码移到最左

图 3-4-2

端，然后再稍稍右旋升降螺钉，升起横梁后观察横梁是否水平，若指针正指刻度牌中线或在中线两侧做微小的等幅振动，则说明横梁平衡。若不平衡，则左旋升降螺钉，使横梁制动，然后调节横梁两端的调平螺钉，再支起横梁判断，放下横梁后调节，如此反复，直至调平。

2. 用静力称衡法测定金属块的密度

1）称量金属块在空气中的质量 m。

2）用细线拴住金属块，挂到天平横梁左端的钩子上，悬吊于烧杯的水中。烧杯放在底座左边的托架上，称出金属块完全浸没在水中的表观质量 m_1。

3）计算金属块的密度及其不确定度，并给出测定结果。

五、注意事项

1）使用物理天平前要熟悉天平的基本结构，了解各结构的用途和使用方法，做到先观察后操作。

2）使用天平时动作要轻、稳，横梁支起时不能做前后左右的旋转，以免横梁跌落摔损。切勿对调天平的左、右挂钩、吊耳及秤盘。调平横梁时，一定要先使横梁制动，将两端的吊耳挂到刀口上。

只有观测、判断横梁处于水平时，才将横梁支起。调节调平螺钉、取放待测物、取放砝码、移动游码时，天平的横梁均应放下，并且支撑在横梁上的两个小支柱上。

3）实验中，浸在液体中固体表面的气泡要尽量排尽，金属块或石蜡块要完全浸没水中，且不能与烧杯底部或器壁相碰。

4）要注意爱护易碎的玻璃仪器，如遇到损坏，要及时报告、登记，并做适当赔偿。

5）测量结束后，要将仪器复原，即将天平横梁放下，吊耳拿到刀口下，将烧杯、密度瓶里面的水倒掉，将小方巾平铺在桌面上。

六、分析与思考

1）该方法是否可以用来测量密度小于水的物质的密度？

2）设计一种测量吸水性物质密度的方法。

实验五　用旋光仪测糖溶液的浓度

阿喇果简介：

阿喇果于 1786 年 2 月 26 日生于法国南部鲁西永省（包括今东比利牛斯省大部分）埃斯塔热勒，1853 年 10 月 2 日于巴黎逝世。他是法国著名的物理学家、天文学家、测地学家和政治活动家。

1811 年阿喇果发现，当线偏振光沿光轴方向在石英中传播时，偏振光的振动面会发生旋转，这种现象叫作旋光效应。大约同时，毕奥在各种物质的蒸气和液体形态下也看到了同样的现象，他还发现有左旋和右旋两种情况。1822 年赫谢尔发现石英中的左旋光和右旋光是源于石英的左旋和右旋两种不同的结构。具有旋光性的物质叫作旋光物质，石英、朱砂、松节油、糖溶液等都是旋光物质。测定旋光度可确定物质的浓度、纯度、比重、含量等，可供一般的成分分析之用，所以这种方法广泛应用于石油、化工、制药、香料、制糖及食品、酿造等领域。研究物质的旋光性质不仅在光学上有意义，而且在化学和生物学上也有重要的应用价值。

一、实验目标

1. 知识目标

1）观察线偏振光通过旋光物质所发生的旋光现象。

2）学习旋光仪的使用方法，用旋光仪测定糖溶液的旋光率及其浓度。

3）了解旋光物质的旋光性质。

2. 能力目标

通过对糖溶液旋光率及其浓度的测量，培养学生的动手能力、分析问题和解决问题的能力。

3. 价值目标

通过观察旋光现象，引导学生由浅入深，透过现象看本质。旋光性揭示了物质内部结构的本质和内因与外因的辩证关系，由此让学生认识到：世界上事物发展变化的根本原因都在于事物的内部矛盾，内因是主要的，外因通过内因而起作用。

二、实验仪器

WXG – 4 小型旋光仪、烧杯、蔗糖、蒸馏水。

三、实验原理

实验证明，对于某一旋光溶液，当入射光的波长给定时，旋光度 φ 与偏振光通过溶液的长度 l 和溶液的浓度 c 成正比，即

$$\varphi = \alpha c l \tag{3-5-1}$$

式中，旋光度 φ 的单位为度（°），偏振光通过溶液的长度 l 的单位为 dm，溶液浓度的单位为 g/ml，α 为该物质的旋光率（比旋光度），它在数值上等于偏振光通过单位长度（dm）、单位浓度（g/ml）的溶液后引起的振动面的旋转角度，其单位为（°）·ml/（dm·g）。由于测量时的温度及所用波长对物质的旋光率都有影响，因而应当标明测量旋光率时所用波长及测量时的温度。例如 $[\alpha]_{5893\text{Å}}^{50\text{℃}} = 66.5°$，它表明在测量温度为 50℃、所用光源的波长为 5893Å 时，该旋光物质的旋光率为 66.5°。

若已知某溶液的旋光率，且测出溶液试管的长度 l 和旋光度 φ，可根据式（3-5-1）求出待测溶液的浓度，即

$$c = \frac{\varphi}{l\,[\alpha]_\lambda^t} \tag{3-5-2}$$

通常溶液的浓度用 100ml 溶液中的溶质克数来表示，此时上式改为

$$c = \frac{\varphi}{l\,[\alpha]_\lambda^t} \times 100 \tag{3-5-3}$$

在糖溶液浓度已知的情况下，测出溶液试管的长度 l 和旋光度 φ，就可以计算出该溶液的旋光率，即

$$[\alpha]_\lambda^t = \frac{\varphi}{cl} \times 100 \qquad (3\text{-}5\text{-}4)$$

四、实验方法

1. 调整旋光仪

1）接通电源，开启电源开关，约 5min 后，钠光灯发光正常，便可使用。

2）调节旋光仪调焦手轮，使其能观察到清晰的三分视场。

3）转动检偏镜，观察并熟悉视场明暗变化的规律，掌握零度视场的特点是测量旋光度的关键。零度视场即三分视场界线消失，三部分亮度相等，且视场较暗。

4）检查仪器零位是否正确。在试管未放入仪器前，掌握双游标的读法，观察零度视场的位置与零位是否一致。若不一致，说明仪器有零位误差，记下此时读数。重复测定零位误差三次，取其平均值。注意应在读数中减去（有正负之分）。

2. 测定旋光溶液的旋光率

1）将实验室事先制备好的标准溶液注满试管。

2）将试管放入旋光仪的槽中，转动度盘，再次观察零度视场时，读取 φ'，重复三次求出平均值 $\overline{\varphi'}$。算出旋光度 $\varphi = \overline{\varphi'} - \overline{\varphi_0}$。

3）将 φ、l、c 代入式（3-5-4），计算出标准溶液的旋光率，并注意标明测量时所用的波长和测量时的温度。

3. 测量糖溶液的浓度

将长度已知、性质和标准溶液相同、而溶液浓度未知的溶液试管放入旋光仪中，测量其旋光度 φ。将测得的旋光度 φ、溶液试管长度 l 和前面测出的旋光率（比旋光度）$[\alpha]_\lambda^t$ 代入式（3-5-3），求出该溶液的浓度 c。

五、注意事项

1）溶液注满试管，旋上螺帽，两端不能有气泡，螺帽不宜太紧，以免玻璃窗受力而发生双折射，引起误差。

2）试管两端均应擦干净方可放入旋光仪。

3）在测量中应维持溶液温度不变。

4）试管中溶液不应有沉淀，否则应更换溶液。

六、分析与思考

1）测量糖溶液浓度的基本原理是什么？

2）什么叫左旋物质和右旋物质？如何判断？

补充材料

WXG－4 小型旋光仪光路如图 3-5-1 所示。

物质的旋光性测量的简单原理如图 3-5-2 所示。首先将起偏镜与检偏镜的偏振化方向调到正交，我们观察到视场最暗，然后装上待测旋光溶液的试管，因旋光溶液的振动面的旋转，视场变亮，为此调节检偏镜，再次使视场调至最暗，这时检偏镜所转过的角度即为待测溶液的旋光度。

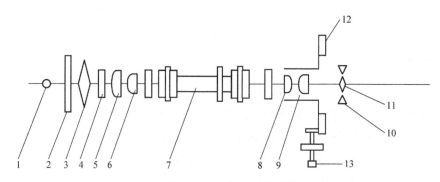

图 3-5-1　旋光仪的光学系统

1—光源　2—毛玻璃　3—聚光镜　4—滤色镜　5—起偏镜　6—半波片　7—试管　8—检偏镜　9—物、目镜组
10—读数放大器　11—调焦手轮　12—度盘与游标　13—度盘转动手轮

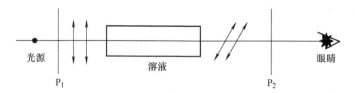

图 3-5-2　物质的旋光性测量简图

由于人们的眼睛很难准确地判断视场是否全暗，因而会引起测量误差。为此该旋光仪采用了三分视场的方法来测量旋光溶液的旋光度。从旋光仪目镜中观察到的视场分为三个部分，一般情况下，中间部分和两边部分的亮度不同。当转动检偏镜时，中间部分和两边部分将明暗交替变化。图 3-5-3 中列出了四种典型情况，即图 3-5-3a：中央为暗区，两边为亮区；图 3-5-3b：三分视界消失，视场较暗；图 3-5-3c：中间为亮区，两边为暗区；图 3-5-3d：三分视界消失，视场较亮。

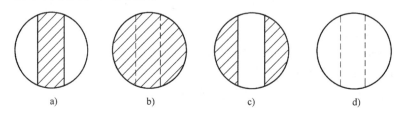

图 3-5-3　转动检偏镜时目镜中视场的明暗变化

由于在亮度不太强的情况下人眼能较好地辨别亮度的微小差别，所以常取图 3-5-3b 所示的视场为参考视场，并将此时检偏镜的位置作为刻度盘的零点，故称该视场为零度视场。

当放进了待测旋光液的试管后，由于溶液的旋光性，线偏振光的振动面旋转了一定角度，使零度视场发生了变化，只有将检偏镜转过相同的角度，才能再次看到图 3-5-3b 所示的视场，这个角度就是旋光度，它的数值可以由刻度盘和游标上读出。

为了操作方便，整个仪器的光学系统以 50° 倾角安装在基座上。光源用 50W 钠光灯，波长为 5893Å。检偏镜与刻度盘连接在一起，利用手论可做精细转动。本旋光仪采用的是双游标读数，以消除刻度盘的中心偏差。刻度盘分度 360 格，每格 1°，游标分 20 格，它和刻度盘 19 格等长，故仪器的精密度为 0.05°。

实验六 金属比热容的测定

我的一生的乐趣在于不断地去探求未知的那个世界。如果我能够对其有一点点的了解，能有一点点的成就，那我就非常知足。

——焦耳

詹姆斯·普雷斯科特·焦耳简介：

1818 年 12 月 24 日焦耳生于曼彻斯特附近的索尔福德，英国皇家学会会员，英国物理学家。焦耳一生都在从事实验研究工作，在电磁学、热学、气体分子动理论等方面均做出了卓越的贡献。他是靠自学成为物理学家的。焦耳是从磁效应和电动机效率的测定开始实验研究的。他曾以为电磁铁将会成为机械功的无穷无尽的源泉，很快他发现蒸汽机的效率要比刚发明不久的电动机效率高得多。正是这些实验探索导致了他对热功转换的定量研究。从 1840 年起，焦耳开始研究电流的热效应，写成了《论伏打电所生的热》《电解时在金属导体和电池组中放出的热》等论文，指出：导体中一定时间内所生成的热量与导体的电流的二次方和电阻之积成正比。此后不久的 1842 年，俄国著名物理学家楞次也独立地发现了同样的规律，所以被称为焦耳 – 楞次定律。这一发现为揭示电能、化学能、热能的等价性打下了基础，敲开了通向能量守恒定律的大门。焦耳也注意探讨各种生热的自然"力"之间存在的定量关系。他做了许多实验。例如，他把带铁心的线圈放入封闭的水容器中，将线圈与灵敏电流计相连，线圈可在强电磁铁的磁场间旋转。电磁铁由蓄电池供电。实验时电磁铁交替通断电流各 15min，线圈转速达每分钟 600 次。这样，就可将摩擦生热与电流生热两种情况进行比较，焦耳由此证明热量与电流二次方成正比，他还用手摇、砝码下落等共 13 种方法进行实验，最后得出："使 1lb 水升高 1°F 的热量，等于且可能转化为把 838lb 重物举高 1ft 的机械力（功）"（合 460kg·m/kcal）。总结这些结果，他写出《论磁电的热效应及热的机械值》论文，并在 1843 年 8 月 21 日英国科学协会数理组会议上宣读。焦耳在研究热的本质时，发现了热和功之间的转换关系，并由此得到了能量守恒定律，最终发展出热力学第一定律。国际单位制导出单位中，能量的单位——焦耳，就是以他的名字命名的。他和开尔文合作发展了温度的绝对尺度。他还观测过磁致伸缩效应，发现了导体电阻通过导体电流及其产生热能之间的关系，也就是常称的焦耳定律。他因在热学、热力学和电方面有重要的贡献，皇家学会授予他最高荣誉的科普利奖章。

单位质量的热容称为该物体的比热容。每种物质处于不同温度时具有不同数值的比热容，一般地说，某种物质的比热容数值只是指在一定温度范围内的平均值。比热容在日常生活、工业生产、医学领域的应用较广。实验室常采用冷却法和混合法以及电热法测定物质的比热容。本实验采用混合法测定金属的比热容。

一、实验目标

1. 知识目标

1）加深对比热容概念的理解。

2）学习用混合法测定金属的比热容。

3）学习一种修正散热的方法——修正温度。

2. 能力目标

1）能够掌握用混合法测定金属比热容的测量原理和测量特点。

2）灵活运用已有知识，设计出测量金属比热容的其他方案。

3. 价值目标

1）通过对物理学家詹姆斯·普雷斯科特·焦耳的介绍，培养学生不断探索未知世界的科学探究精神。

2）实验中盛水器皿、金属环都需要清洁，让学生从中认识到：爱护仪器人人有责。

二、实验仪器

量热器、温度计（0～50℃及0～100℃各一支）、物理天平、秒表、电炉、镊子、小量筒、烧杯、待测金属块。

三、实验原理

温度不同的物体混合之后，热量将由高温物体传给低温物体。若在混合过程中与外界没有热量交换，最后将达到稳定的平衡温度，在此过程中，高温物体放出的热量等于低温物体吸收的热量，此称为热平衡原理。

将质量为 m_1、温度为 T_1、比热容为 c_x 的金属块投入盛水的量热器中。假设量热器内的初温为 T_2，量热器内筒及搅拌器的质量和比热容分别为 m_2、c_2、m_3、c_3，水的质量为 m_0，比热容为 c_0，温度计的热容为 C，混合后的平衡温度为 T。若系统与外界无热量交换，由热平衡原理得

$$m_1 c_x (T_1 - T) = (m_0 c_0 + m_2 c_2 + m_3 c_3 + C)(T - T_2) \tag{3-6-1}$$

即

$$c_x = \frac{(m_0 c_0 + m_2 c_2 + m_3 c_3 + q)(T - T_2)}{m_1 (T_1 - T)} \tag{3-6-2}$$

其中温度计插入水中部分的热容可如下求出：已知水银的密度为 $13.6\text{g} \cdot \text{cm}^{-3}$，比热容为 $0.139\text{J} \cdot \text{g}^{-1} \cdot \text{℃}^{-1}$，其 1cm^3 的热容为 $1.89\text{J} \cdot \text{cm}^{-3} \cdot \text{℃}^{-1}$，而制造温度计的玻璃的密度为 $2.58\text{g} \cdot \text{cm}^{-3}$，比热容为 $0.83\text{J} \cdot \text{g}^{-1} \cdot \text{℃}^{-1}$，其中 1cm^3 的热容为 $2.14\text{J} \cdot \text{cm}^{-3} \cdot \text{℃}^{-1}$。它和水银的相近，因为温度计插入水中部分的体积不大，其热容在测量中占次要地位，因此可认为它们 1cm 的热容是相同的。设温度计插入水中部分的体积为 V（以 cm^3 为单位），则该部分的热容 C 的数值可取为 $C = 1.94V$，V 可用盛水的小量筒去测量。

上述是假定量热系统与外界没有热交换。实际上只要有温度差存在就必然有热交换，因此，对温度必须进行散热修正。

实验时，作出量热系统的温度-时间曲线，如图 3-6-1 中的 *AEOFD* 所示，*AE* 段表示混合前的吸热线，*EF* 段表示混合后的放热线。通过某点 *O* 作与时间轴 t 垂直的直线，与 *AE*、*DF* 分别相交于 *B* 和 *C*，使面积 *EBO* 与面积 *FCO* 相等，这样，*B* 和 *C* 点的温度就是热交换进行得无限快时的温度。

四、实验内容

用混合法测定金属比热容的实验方案有多种，本实验选择用沸水加热金属块，然后投入盛水的量热器内。

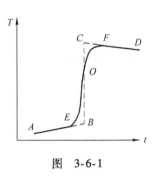

图 3-6-1

1）用物理天平称衡量热器内筒、搅拌器、水及待测金属块的质量。

2）实验时，从投入金属块前 5、6min 开始测水温，每隔 30s 测一次，记下投入的时刻与温度，水温达最高后继续测 5、6min，绘制出量热系统的温度 – 时间曲线，用来修正温度。

3）求出待测金属的比热容及其标准不确定度。

实验步骤由学生自己安排。

五、注意事项

1）测温时，注意温度计的测温范围，选择合适的温度计。

2）控制量热器的初温，使其略低于环境温度，混合后的末温要略高于环境温度。

3）夹金属块的镊子在夹取金属块前，同金属块一起加热一段时间，将加热后的金属块投入量热器，动作要迅速，但不能将热水带入，也不能将冷水溅出。

4）量热器内的水约为其容积的 2/3，以保证金属块全部浸没。

六、分析与思考

1）试分析本实验的误差来源，在实验过程中如何尽量减小其影响？

2）混合法的理论依据是什么？

3）用混合法测定金属的比热容，实验方案有多种，试举例出几种。你认为哪种方案较好？

实验七 用落球法测定液体的黏度

斯托克斯简介：

斯托克斯是英国数学家、力学家。斯托克斯在对光学和流体动力学进行研究时，推导出了在曲线积分中最有名的被后人称为"斯托斯公式"的定理。直至现代，此定理在数学、物理学等方面都有着重要而深刻的影响。

液体黏度的测定在实际生活中有重要的意义，比如水利、热力工程中涉及水、石油、天然气等流体在管道输送过程中的能量损耗，医学中血液黏度的分析，机械工业中润滑油的选择等。测定液体黏度的方法有多种，常用的有落球法（又称斯托克斯法）、毛细管、转筒法、振动法等。其中落球法可用于测量黏度较大的透明或半透明液体，比如甘油、变压器油、蓖麻油等。在此介绍落球法，并结合斯托克斯公式来测量液体的黏度。

一、实验目标

1. 知识目标

1）学习用落球法测定液体的黏度。

2）加深对斯托克斯公式的理解。

3）进一步掌握测量长度、质量、时间、温度等的基本仪器的使用方法。

4）学习用作图法处理数据。

2. 能力目标

1）通过对液体黏度的测量，培养学生的动手能力和分析问题、解决问题的能力。

2）引导学生设计测量液体黏度的新方法，培养学生的创新能力。

3. 价值目标

当液体内各部分之间有相对运动时，接触面之间存在着内摩擦力，阻碍液体的相对运动。学生应认识到：世界上任何事物都存在矛盾，都在矛盾的此消彼长中演化。在我们周围存在着各种各样的摩擦现象，我们能走路、坐定和工作，都离不开摩擦，摩擦是普遍存在的，正因如此，世界和谐美好地存在着。

二、实验仪器

ND－1 型液体黏度仪、小球（20 个）、秒表、游标卡尺、分析天平、温度计、钢尺、镊子、读数显微镜、待测液体。

三、实验原理

在稳定流动的液体中，由于各层液体的流速不同，相邻两层流体之间有力的作用。流速较慢的一层使流速较快的一层减速，流速较快的一层使流速较慢的一层加速，两相邻液层之间的这一作用力称为内摩擦力或黏滞力。液体的这种性质称为黏滞性。

实验证明，黏滞力 F 的大小与所取液体层的面积 S 和液体层的速度空间变化率 $\dfrac{\mathrm{d}v}{\mathrm{d}x}$（常称为速度梯度）成正比，即

$$F = \eta S \frac{\mathrm{d}v}{\mathrm{d}x} \tag{3-7-1}$$

式中，比例系数 η 称为液体的黏度，它由液体的性质和温度决定，并且随着温度的升高而减小，其单位为 Pa·s。

落球法是将光滑的固体小球放入液体让其下落，从而测定液体的黏度。

半径为 r 的小球在黏度为 η 的无限广延的液体中下落，小球将受到向上的阻力，即黏滞力。它是由于粘附在小球表面的液体层与邻近液体层的摩擦而产生的，不是小球与液体之间的摩擦力。当小球下落时的速度很小、小球很小、质量均匀时，液体的黏度较大，在各个方向上都是无限广延的，那么小球在运动过程中不产生涡旋，根据斯托克斯定律，小球所受的黏滞力为

$$F = 6\pi\eta r v \tag{3-7-2}$$

式中，η 为液体的黏度；r 是小球的半径；v 是小球运动的速度。

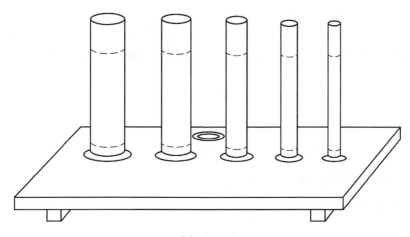

图 3-7-1

当质量为 m、半径为 r 的小球在密度为 ρ 的液体中下落时，作用在小球上的力有三个：重力 mg 铅直向下，浮力 $\frac{4}{3}\pi r^3 \rho g$ 和黏滞力 F 铅直向上。在小球刚开始下落时，速度很小，相应的黏滞力也很小，小球做加速运动。随着速度的增加，黏滞力逐渐增大，当小球的速度增加到某一值时，小球所受合力为零，于是小球就以 v_0 匀速下落，即

$$mg - \frac{4}{3}\pi r^3 \rho g - 6\pi\eta r v_0 = 0$$

从而可得液体的黏度为

$$\eta = \frac{mg - \frac{4}{3}\pi r^3 \rho g}{6\pi r v_0} \tag{3-7-3}$$

式中，v_0 称为收尾速度，它是小球在无限广延的液体中匀速下落时的速度，但在实验室无法实现这一条件，因此本实验采用多管法。如图 3-7-1 所示，一组直径不同的管子安装在同一水平板上，在每个管子上均刻有间距为 s 的刻线。上刻线与液面有适当距离，以致当小球下落经上刻线时已在做匀速运动。依次测出同一小球通过各圆管两刻线所用的时间 t_i，若各管的直径用 D_i 表示，则大量的实验数据分析表明，t_i 与 $\frac{d}{D_i}$ 成线性关系，d 为小球的直径。

以 t 为纵轴，$\frac{d}{D}$ 为横轴，根据实验数据描点并连成直线，延长直线与纵轴相交于 t_0，则 t_0 就是当 $D \to \infty$ 时，即在无限广延的液体中小球匀速下落通过距离 s 所需的时间，则有

$$v_0 = \frac{s}{t_0} \tag{3-7-4}$$

测出 m、r、ρ、v_0，代入式（3-7-3）即可求出 η。

四、实验内容及要求

1）调节实验装置的底板螺钉，使底板上的水准器气泡居中，以保证管子中心轴线处于铅直状态。

2）用读数显微镜测量小球的直径，沿不同方位测 6 次。

3）用分析天平测量小球的质量。

4）用镊子夹起小球，将其沿第一个圆管的轴线慢慢放入待测液体，同时用秒表测量小球通过两刻度线所用的时间。同理，依次测出小球通过各管上两刻度线所用的时间。将结果记录下来。

5）测量液体的温度，并记录。

6）用游标卡尺测量各圆管的内径 D_i，并记录结果。

7）作 $t - \dfrac{d}{D}$ 图，求出 t_0，然后计算 v_0 及 η。

8）计算 η 的不确定度和相对不确定度。

五、注意事项

1）小钢球应沿各圆管的中心轴线铅直下落。

2）实验时，待测液体中应无气泡且静止，每下落一粒小球要间隔一定时间，不能连续放入。

3）小钢球应干燥、无油污，放入时应轻而稳，不要将空气带入。

4）液体的黏度受温度的影响较大，因此在实验过程中不要触摸管壁和小钢球，并尽量避免其他热接触。

六、分析与思考

1）用斯托克斯法测定液体黏度的条件是什么？本实验是怎样去满足这些条件的？

2）在测量小球通过两刻度线所用时间时，如何避免视差？

3）在测量小球在各管中下落同一高度所用的时间时，为什么不从液面开始计时，而在距液面一定距离处开始计时？

4）在一定的液体中，若减小小球的直径，小球下落的收尾速度怎样变化？如果减小小球密度又会如何？

5）用实验结果说明下列因素将给测量结果带来多大误差：

① 投入的小球偏离中心轴线。

② 油不静止。

③ 放油的管子不铅直。

④ 小球不圆。

实验八　微小生物标本的测量

显微镜的发明简介：

17 世纪 70 年代，荷兰德尔夫市有位看门人叫列文虎克。他年轻时曾在眼镜店学习过磨制眼镜片的手艺。到了晚年，他还常常用磨制镜片来打发时间。一天，他透过两块镜片偶然发现镜片后面的小铁钉一下子变大了好多倍。这个发现引起他莫大的兴趣，于是他取了一点牙垢放到镜片下，结果竟发现了许多奇形怪状的小东西在蠕动着。列文虎克又动手做了一个金属支架和一个小圆筒，把两块镜片分别装在圆筒两头，还安上旋钮，来调节两块镜片间的距离。这样，世界上第一台显微镜就诞生了。

一、实验目标

1. 知识目标
1）熟悉显微镜的主要结构及其性能。
2）初步掌握显微镜的成像原理及操作要点。
3）学会用显微镜测微小物体的方法。

2. 能力目标
1）通过显微镜测微小生物标本，进一步提高学生的实验技能。
2）学生对显微镜成像原理的理解，将感悟到格物致和、学以致用，提高学生理论联系实际的应用能力。

3. 价值目标
1）引导学生设计数据记录表格，规范记录数据，合理处理数据，培养学生良好的实验习惯和综合素养。
2）了解世界上第一台显微镜诞生的故事，使学生认识到在生活中善于观察的重要性。

二、实验器材

生物显微镜、目镜微尺、物镜微尺、微小生物标本。

三、实验原理

1. 显微镜的结构及使用方法

本实验使用 XS—212 型单筒生物显微镜，机械部分包括：镜架、机械筒、载物台，这是显微镜的骨架，在其上可装置聚光镜、反射镜、照明灯、不同倍数的物镜和目镜及调焦系统。在镜筒上端放置目镜，下端放置物镜。为了获得清晰的像，需要调节镜筒与被观察物之间的距离，这叫调焦。载物台是放置被观察物体的，台上有夹具，可将载波片固定，载波片的位置可借助在载物台的纵向移动手轮和横向移动手轮调节，用来寻找目标像。物镜转换器可绕固定轴转动，用来更换不同倍数的物镜。

照明部分包括：照明灯、反射镜、聚光灯、集光镜和光栅。

光学部分包括：目镜和物镜。被观察物经目镜和物镜放大的光路原理图如图 3-8-1 所示。

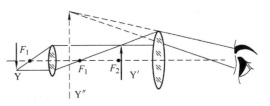

图 3-8-1　显微镜放大光路原理图

物体 Y 放在物镜焦点 F_1 之外，靠近焦点的地方，它经物镜放大成放大的实像 Y'，Y' 位于目镜焦点 F_2 之内靠近焦点的地方。Y' 又经目镜放大成虚像 Y''，位于明视距离处，也就是眼睛所能看到的放大像。

由显微镜的光路原理图 3-8-1 可知，对于一定的目镜和物镜，要使被观察物的像成在明视距离处，物镜和被观擦物的距离是一定的。当需要更换物镜或目镜时，这一距离会发生改变。放上观察物后，必须上下调节显微镜才能观察到物像，这称为调焦。

2. 显微镜的调焦方法

用不同倍数的物镜观察物体时，所能看到的清晰范围是不同的。如用 10 × 物镜观察一个细胞时，则看到上壁就看不到下壁，看到下壁又看不到上壁，在视野中垂直范围内所能清晰观察到的界限称为焦深。而且物镜的放大倍数愈大，焦深愈小，调焦越困难。所以显微镜的调焦需要正确而又细致的操作，步骤如下：

1）灯光照明：调节亮度控制钮/电源开关，直到获得所需亮度。照明亮度取决于各种条件，如标本衬度、物镜放大率、眼睛调节能力等，太弱或太强的光都不适合。一般情况下，不要将照明亮度调至最强状态，否则灯泡在满载荷下工作会缩短寿命。

2）调焦：

① 将标本置于工作台中间，先用 10 × 物镜和 10 × 目镜，为防止标本和物镜相碰，应先使物台上升，使标本与物镜靠近，然后再使标本与物镜相离，在相离过程中达到调焦目的。操作时可先缓慢逆向旋转粗调手轮，使标本下降，同时在 10 × 目镜里搜索图像，最后用微调手轮细调焦距。

② 低倍镜调好焦后，转换至高倍镜，不必从头调焦，只要稍许转动微调手轮，很快就可以看到清晰的高倍放大像了。

先往上后往下调焦的操作方法，可以避免镜筒挤压观察物而造成物镜或观察物的损伤。先低倍后高倍则能迅速的找到物像。这两条是正确使用好显微镜的操作要点，操作时一定要牢记。

③ 聚光镜、光源、孔径光阑已经调好，不必自行调节。

3. 显微镜的测量方法

普通生物显微镜的目镜为惠更斯型，它由两块凸透镜分开一段距离组成。面向物镜的一块称为向场透镜，面向人眼的一块称为接目透镜。两者之间装有光阑。被观察物经物镜以及向场透镜所成的实像就位于视野光阑所在的平面上。

为了测量被观察物的大小，在镜筒内的视野光阑处放置一块目镜微尺。目镜微尺是直径约 20～21mm 的圆形玻片，其上的刻度尺通常为 10mm、100 分格（见图 3-8-2a）。使目镜微尺与被观察物所成的实像重合，找出实像占据目镜微尺的分格数 a，预先求得目镜微尺在视野光阑处每个分格所代表的长度 l，则可测得被观察物的长度为

$$L = al \tag{3-8-1}$$

为了求得目镜微尺每个分格所代表的长度，需要测定被观察物上多大的一段长度其实像恰与目镜微尺的一个分格长度相等。这个长度，即目镜微尺一个分格所量度的物长，叫作微尺值。

同一块目镜测微尺，当用于不同的物镜、目镜组合时，其微尺值不同，均需要实际地测定，方法是必须与一标准物镜微尺（镜台微尺）进行比较后来确定。

物镜微尺是在一块特制的载玻片中央封固一具有刻度标尺的圆环。全长为 1mm、标尺上刻有 100 等分的小格（见图 3-8-2b），每个最小分格的长度为 0.01mm。

把每一分格为 0.01mm 的物镜微尺置于载物台上，调节显微镜至看到物镜微尺清晰的像，且将物镜微尺的实像与放在视野光阑处的目镜微尺相重合后进行比较，如图 3-8-3 所示。

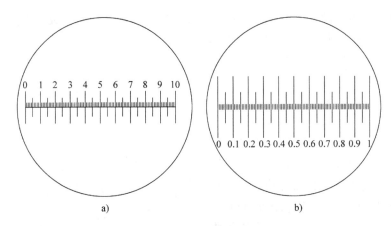

图 3-8-2　目镜微尺和物镜微尺（10×）

为了提高有效数字的位数，应当用物镜微尺上尽可能长的一段来和目镜微尺上的刻度相比较。如果物镜微尺 N_0 个分格与目镜微尺 N_1 个分格的长度相等，并且设目镜微尺每一分格长为 l，物镜微尺每一格的长度为 n，则有

$$N_1 l = N_0 n \tag{3-8-2}$$

于是，目镜微尺每一分格所代表的长度为 $l = \dfrac{N_0}{N_1} n$，即

$$l = \frac{N_0}{N_1} \times 0.01 \tag{3-8-3}$$

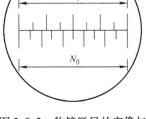

图 3-8-3　物镜微尺的实像与
目镜微尺相重合

式中，N_0 和 N_1 可在显微镜中读出，因此，l 值可由式（3-8-3）求得。l 值确定后，从载物台上取下物镜微尺，换上标本片，读微小物体待测部位所对应的目镜微尺格数 a，再根据式（3-8-1）即可求出待测部位的长度。

另外还有一种目镜微尺是刻成方格形的（即边长为 20mm，也就是面积为 40mm^2），如图 3-8-4 所示，其中每个分格的边长所代表的长度 l，其求值方法同上，也就是都需要用物镜微尺进行比较后才能确定其 l 值大小。（共 20 个分格）

四、实验内容

1）熟悉显微镜各部分的构造及操作方法。

2）装上普通标本，用低倍、高倍物镜分别寻找出放大的像。

3）测定目镜微尺值 l。

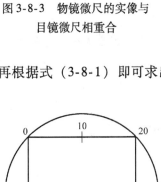

图 3-8-4　方格型目镜微尺

将低倍物镜对准镜筒，仔细将物镜微尺置于载物台上夹好，注意字迹面一定要面向镜筒。转动标本 X–Y 推进器螺旋，移动物镜微尺使其对准通光孔。调节照明系统和焦距，直到同时清晰地看到目镜微尺和物镜微尺的像为止。转动目镜使两微尺的刻度线平行重合，然后换入高倍物镜。此时，只要稍稍转动微调手轮进行聚焦，就可更加清晰地看到目镜微尺和

物镜微尺的像。从物镜微尺两端找出视野中目镜微尺上与之等长的格数，重复比较三次，记下每次的 N_0、N_1 值，计算出 l 值得算术平均值 $\bar{l}$。

4）观察草履虫细胞的形态结构，测量细胞、细胞核体积及核质指数。

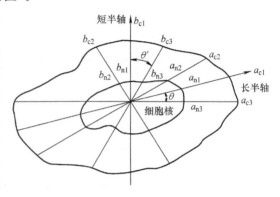

由镜台取下物镜微尺，换上草履虫细胞玻片标本。用低倍、高倍物镜观察染色不同的细胞及细胞核的形态。为了便于实验中测量，可选一较大的细胞为目的物。旋转目镜微尺使其与细胞或细胞核对称长轴或短轴相重合，然后用目镜微尺分别测量出它们的长半径 a_{c1} 或 a_{n1} 和短半径 b_{c1} 或 b_{n1}。由于细胞核的形状一般近似可以看成为椭圆形，为减少测量误差，上述测量值可采用算术平均

图 3-8-5　细胞、细胞核测试方法图

值，为此，可把目镜微尺相对对称轴旋转一小角度 θ，同时记下相应的测量值 a_{c2}、a_{c3} 和 a_{n2}、a_{n3} 以及 b_{c2}、b_{c3}、b_{n2}、b_{n3}，如图 3-8-5 所示，然后分别计算出它们各自的算术平均值 $\bar{a}_c$、$\bar{a}_n$ 和 $\bar{b}_c$、$\bar{b}_n$，并由此计算出细胞及细胞核的体积 $\bar{V}_c$、$\bar{V}_n$ 和细胞指数 N_p，公式如下：

$$\bar{V}_c = \frac{4\pi \bar{a}_c \bar{b}_c{}^2}{3}, \bar{V}_n = \frac{4\pi \bar{a}_n \bar{b}_n^2}{3}, \quad N_p = \frac{\bar{V}_n}{\bar{V}_c - \bar{V}_n}$$

式中，$\bar{a}_c$ 为细胞长半径的算术平均值；$\bar{b}_c$ 为细胞短半径的算术平均值；$\bar{a}_n$ 为细胞核长半径的算术平均值；$\bar{b}_n$ 为细胞核短半径的算术平均值；$\bar{V}_c$ 为细胞体积的算术平均值；$\bar{V}_n$ 为细胞核体积的算术平均值。

5）观察人体白细胞的形态结构，测量细胞、细胞核体积及核质指数。

由镜台上取下草履虫玻片标本，换上人体白细胞玻片标本，方法同上。取一较大的细胞为目的物，分别测出中性粒细胞、嗜酸性粒细胞、嗜碱性粒细胞、单核细胞及淋巴细胞的长、短半径和核的长短半径，然后分别计算出它们的体积及核质指数。分辨方法见图 3-8-6。

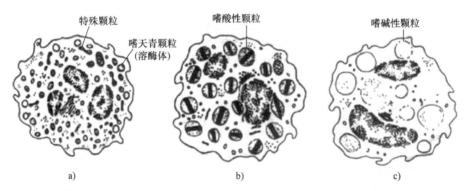

图 3-8-6　三种细胞结构模型图

a）中性粒细胞　b）嗜酸性粒细胞　c）嗜碱性粒细胞

五、注意事项

1）测量过程中一定要使升降台先上升，后下降，以免损坏标本。
2）调焦过程中镜筒先放低位，后放高位。
3）当眼睛注视目镜时，只准使镜筒移离物体。

六、分析与思考

1）当更换显微镜目镜时，目镜的微尺 *l* 是否要重新测量？为什么？更换物镜呢？
2）为什么调焦过程强调镜筒应先放在低位，后调向高位，且先使用低倍镜？

实验九　电子示波器的使用

我坚持奋战五十余年，致力于科学的发展。用一个词可以道出我最艰辛的工作特点，这个词就是"失败"。

——汤姆逊

约瑟夫·约翰·汤姆逊简介：

英国物理学家，1856 年 12 月 18 日生于英国曼彻斯特，父亲是一个专印大学课本的商人，由于职业的关系，他父亲结识了曼彻斯特大学的一些教授。汤姆逊从小就受到学者的影响，学习很认真，十四岁便进入了曼彻斯特大学。在大学学习期间，他受到了司徒华教授的精心指导，加上他自己的刻苦钻研，学业提高很快。1897 年，汤姆逊根据放电管中的阴极射线在电磁场和磁场作用下的轨迹确定阴极射线中的粒子带负电，并测出其荷质比，这在一定意义上是历史上第一次发现电子。汤姆逊不仅是实验物理学家，还是理论物理学家，也培养出了一大批优秀的学生，卢瑟福、威尔逊、斯特拉特、阿斯顿、泰勒和儿子 G. P. 汤姆逊都是他的学生，除了他自己获得诺贝尔奖，他的学生中也有九位获得了诺贝尔奖。

示波器最早的发明者是卡尔·费迪南德·布劳恩，德国物理学家，诺贝尔物理学奖获得者，也是阴极射线管的发明者。电子示波器又称阴极射线示波器，简称示波器，是科研和生产中广泛使用的一种电子仪器，利用它可以很方便地观察交流电信号的波形，可以测量频率电压以及两个电信号之间的相位差。利用传感器还可以对一些非电学量进行测量（如温度、压力、声、光、心率等）。

一、实验目标

1. 知识目标

1）了解双通道示波器的基本结构和基本工作原理。
2）初步掌握双通道示波器的使用方法。
3）学习使用示波器观察电信号的波形及测量频率。

2. 能力目标

1）通过电压与频率的测量，进一步提高学生的实验技能。
2）示波器的原理已经应用于生活中的各类显示屏上，极大地影响了人类的发展，在医学方面，示波器主要用于各类影像图形的呈现，如心电图、CT、X 光、核磁共振等，让学生感悟到格物致和、学以致用，提高学生理论联系实际的应用能力。

3. 价值目标

1）引导学生设计数据记录表格，规范记录数据，合理处理数据，培养学生良好的实验习惯和综合素养。

2）了解物理学家约瑟夫·约翰·汤姆逊的故事，学习一个伟大科学家对于自己所从事的事业的乐观态度和宽阔胸怀。

二、实验仪器

双通道示波器、音频信号发生器。

三、实验原理

示波器的结构基本上由四个部分组成：电子射线管、扫描整步装置、垂直和水平放大器、电源部分，下面仅对前两部分做一简单介绍。

1. 电子射线管

如图 3-9-1 所示，当阴极被灯丝加热后，就会发射电子而形成电子流，电子流通过底面有小孔的圆筒形控制栅极后形成电子束。第一阳极和第二阳极可对电子束加速和聚焦。通过第一、第二阳极及垂直水平偏转板后，电子束射到荧光屏上，使荧光物质发光而形成一亮点。垂直水平偏

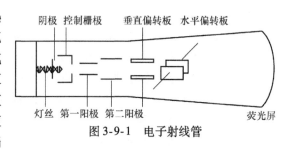

图 3-9-1　电子射线管

转板加上电压后可以改变电子束的方向，从而改变荧光屏上亮点的位置。

2. 扫描发生器

如果只在垂直偏转板上加一交流电压，则电子束在此交变电场的作用下将做上下往复运动，亮点的轨迹是一条垂直线，该交变电压随时间变化的规律无法反映出来，如图 3-9-2 所示。

为了能通过荧光屏反映出电信号随时间变化的关系，电子束除了在垂直方向上在交变电场的作用下运动外，同时还必须使电子束在水平方向上等速平移，这个平移的过程称为扫描，使光点等速平移的装置称为扫描发生器。获得扫描的方法是在水平偏转板上加一个与时间成正比的周期性电压，如图 3-9-3 所示，也称锯齿波电压。

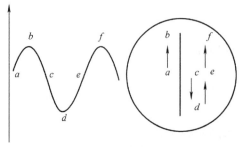

图 3-9-2　交变电压

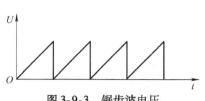

图 3-9-3　锯齿波电压

如果只在水平偏转板上加扫描电压，垂直偏转板上不加任何信号，则电子束只能在水平方向往复移动，在荧光屏上只是看到一条水平直线——扫描线。

如果在示波管的垂直偏转板上加上交流电压信号，在其水平偏转板上加扫描电压信号，则电子束的运动是在这两个电场作用下的合运动。如图 3-9-4 所示，开始时，水平偏转板间电压为 $-E$，荧光屏上的光点被推到最左侧，以后随着水平偏转板间扫描电压的匀速增加，光点在沿垂直方向运动的同时匀速向右运动。当水平偏转板间的电压达到最大值 $+E$ 时，光点移到最右侧，与此同时，水平偏转板上的电压又迅速降到 $-E$，又将光点推到最左侧，再重复上述过程，这样，屏上就留下了光点同时做两个方向运动的轨迹，即交流电压随时间变化关系的图。

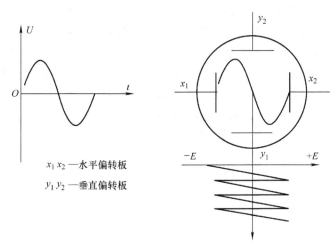

图 3-9-4　电子束的运动

由上可知，只有当扫描信号与垂直偏转板上所加的交流电压信号周期相同时，我们才会在屏上观察到一个稳定的波形，如果前者是后者的 2 倍，即 $T_{水平}=2T_{垂直}$，则可观察到两个稳定的波形。如果是 $T_{水平}=2T_{垂直}$，则可观察到 3 个稳定的波形……如果二者周期不成整数倍，则观察到的波形是不稳定的，这称为不同步。为了使扫描电压信号与被研究的交流电压信号同步，我们采取这样一个办法，即将被研究的交流电压信号或另外一种频率稳定的交流电压信号输入扫描发生器的振荡电路，这样可迫使扫描电压的频率与被研究信号电压的频率同步（相等或成整倍数关系）。

四、实验内容

1）认识示波器面板上的各个旋钮及其作用。

2）按照使用步骤观察交流电信号波形（可用机内"实验电压"）。

3）观察音频信号发生器输出信号波形（频率取100Hz、150Hz、200Hz、2000Hz、1000Hz）。

4）观察半波整流后的波形：将半波整流接线板（见图 3-9-5）的输入端接音频信号发生器，输出端接示波器，观察半波整流后的信号。

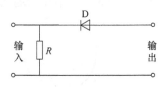

图 3-9-5　半波整流接线板

5）测量电压：从音频信号发生器取一信号接入示波器，将该信号的电压（*U*）作为已知的标准电压。记录信号的峰峰值（U_h）。去掉已知电压信号，将待测电压信号（仍从音频信号发生器取一与上次电压值不同的信号）接入示波器（注意：不可动"增幅"或"衰减"旋钮!），记录信号峰峰值（$U_{h'}$），则待测电压值为

$$U' = U \frac{U_{h'}}{U_h}$$

6）测量频率：从音频信号发生器取一信号接入示波器，将该信号的频率作为已知的标准频率。记录信号的水平相邻峰峰值的水平距离。取掉已知频率信号，将待测频率信号（仍从音频信号发生器取一与上次频率值不同的信号）接入示波器。

7）利用李萨如图形测正弦波频率：当在示波管的垂直偏转板和水平偏转板上分别同时输入正弦交流电信号时，电子束的运动将是这两个电信号作用的合成运动，如果这两个正弦的交流电信号的频率成整数倍，则在荧光屏上可以观察到稳定的图形，这种图形称为李萨如图形。图3-9-6是频率f_x、f_y成不同比值和相位差φ不同时的李萨如图形。在李萨如图形上，分别作水平和垂直方向的两条割线（或切线），则

$$\frac{f_y}{f_x} = \frac{\text{与水平线相交（或相切）的点数 } n_x}{\text{与垂直相交（或相切）的点数 } n_y}$$

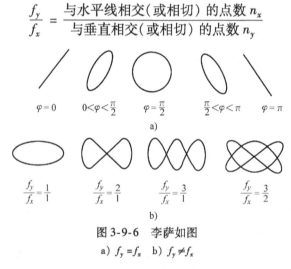

图 3-9-6　李萨如图

a）$f_y = f_x$　b）$f_y \neq f_x$

如果已知f_x（或f_y），则由以上关系可求出被测频率f_y（或f_x）。

五、分析与思考

1）为什么扫描电压信号与被研究电压信号的周期不成整数倍关系时图形是不稳定的？

2）当用示波器观察一正弦波信号时，如果荧光屏上显示的正弦波图形发生移动（向左或向右），应如何调节才能使波形稳定？

3）从图3-9-7中显示的几种波形说明调节中存在什么问题？

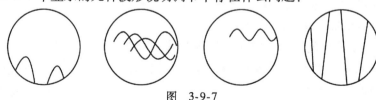

图　3-9-7

实验十　气体压力传感器特性研究及人体心律、血压的测量

研究真理可以有三个目的：当我们探索时，就要发现到真理；当我们找到时，就要证明真理；当我们审查时，就要把它同谬误区别开来。

——帕斯卡

帕斯卡简介：

帕斯卡是法国数学家、物理学家、哲学家、散文家，西方科学和思想界的重要人物。帕斯卡一生发明和改进了许多科学仪器，在实验中不断取得新发现，并且有多项重大发明，如发明了注射器、水压机，改进了托里拆利的水银气压计等。

压力（压强）是一种非电量的物理量，气体压强的测量除了用传统的指针式压力表外，也可以用气体压力传感器将气体压强量转换成电量，实现压强测量的数字显示和监控。压力传感器特性及人体心律、血压测量实验仪是医学专业教学物理实验仪器，它是根据全国高校非物理类物理实验的教学要求，学习掌握气体压力传感器的特性测量和应用，特别是该实验紧密结合医学类专业关于人体心律、血压的测量的内容。

一、实验目标

1. 知识目标

1）了解气体压力传感器的工作原理、测量气体压力传感器的特性。

2）用气体压力传感器、放大器和数字电压表来组装数字式压力表，并用标准指针式压力表对其进行定标，完成数字式压力表的制作。

3）了解人体心律、血压的测量原理，利用压阻脉搏传感器测量脉搏波形、心跳频率，用自己组装的数字压力表采用柯氏音法测量人体血压。

2. 能力目标

1）培养学生发现问题、分析问题、解决问题的能力。

2）通过心律、血压的测量，为今后从事临床工作打下坚实的基础。

3. 价值目标

尊重事实，耐心测量，记录好每组数据，让诚信的种子扎根在学生的内心深处。作为未来的医务工作者，诚实守信显得更为重要，学生应认识到自己的职业是"性命相托"的职业，只有时刻牢记"诚实守信"的原则，才能把人民的身心健康放在第一位，牢固树立"生命第一，患者至上"的人道主义精神。

二、实验仪器

FD－HRBP－A压力传感器特性及人体心律血压测量实验仪由8个部分组成：①指针式压力表、②PS3100气体压力传感器、③数字电压表、④100ml注射器气体输入装置、⑤压阻脉搏传感器、⑥智能脉搏计数器、⑦血压袖套和听诊器血压测量装置、⑧实验接插线。

三、实验原理

压力（压强）是一种非电量的物理量，它可以用指针式气体压力表来测量，也可以用压力传感器把压强转换成电量，用数字电压表测量和监控。本仪器所用气体压力传感器为 MPS3100，它是一种用压阻元件组成的桥，其电桥工作原理如图 3-10-1 所示。

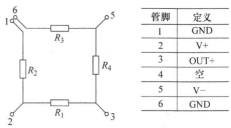

管脚	定义
1	GND
2	V+
3	OUT+
4	空
5	V-
6	GND

图 3-10-1　电桥工作原理

给气体压力传感器加上 +5V 的工作电压，气体压强范围为 0~40kPa，则它随着气体压强的变化能输出 0~75mV（典型值）的电压，在 40kPa 时输出 40mV（min）和 100mV（max）。由于制造技术的关系，传感器在 0kPa 时，其输出不为零（典型值 ±25mV），故可以在 1、6 脚串接小电阻来进行调整。MPS3100 传感器的线性度极好（典型值为 0.3% SF）。

1. 理想气体定律

气体的状态可用如下三个量来确定：体积 V、压强 p、温度 T。在通常大气环境条件下，气体可视为理想气体（气体压强不大），理想气体遵守下面的定律。

波意耳（Boyle）定律：对于一定量的气体，假定气体的温度 T 保持不变，则其压强 p 和体积 V 的乘积是一常数，即满足关系

$$p_1V_1 = p_2V_2 = \cdots = p_rV_r = 常数 \tag{3-10-1}$$

气体定律：任何一定量气体的压强 p 和体积 V 的乘积除以自身的热力学温度 T 为一个常数，即

$$\frac{p_1V_1}{T_1} = \frac{p_2V_2}{T_2} = \cdots = \frac{p_rV_r}{T_r} = 常数 \tag{3-10-2}$$

2. 心律和血压的测量

人体的心率、血压是人的重要生理参数，心跳的频率、脉搏的波形和血压的高低是判断人身体健康的重要依据。故测量人体的心率、血压也是医学院学生必须掌握的重要内容。

（1）心律、脉搏波与测量　心脏跳动的频率称为心律（次/min），心脏在周期性波动中挤压血管引起动脉管壁的弹性形变，在血管处测量此应力波得到的就是脉搏波（PPG）。因为心脏通过动脉血管，毛细血管向全身供血，所以离心脏越近测得的脉搏波强度越大，反之则相反。在脉搏波强的血管处，用手指在体外就能感应到脉搏波。随着电子技术与计算机技术的发展，脉搏测量不再局限于传统的人工测量法或听诊器测量法。利用压阻传感器对脉搏信号进行检测，并通过单片机技术进行数据处理，实现智能化的脉搏测试，同时可通过示波器对检测到的脉搏波进行观察，通过脉搏波形的对比来进行心脏的健康诊断。这种技术具有先进性、实用性和稳定性，同时也是生物医学工程领域的发展方向。但考虑到脉搏波不仅有脉搏频率参数，其中更有间接的血压、血氧饱和度等参数，所以脉搏波的观察在医学诊断中非常重要。

（2）血压及其测量　人体血压指的是动脉血管中脉动的血流对血管壁产生的侧向垂直于血管壁的压力。主动脉血管中垂直于管壁的压力的峰值为收缩压，谷值为舒张压。血压是反

映心血管系统状态的重要的生理参数。特别是近年来，高血压在中老年人群中的发病率不断上升（据统计已达 15% ~ 20%），而且常常是引起心血管系统一些疾病的重要因素，因此血压的准确测量在临床和保健工作中变得越来越重要。临床上血压测量技术可分为间接法和直接法两种。间接法测量血压不需要外科手术，测量简便，因此在临床上得到广泛的应用。在血压间接测量方法中，目前常用的有两种，即听诊法（柯氏音法）和示波法。听诊法由俄国医生 Kopotkoc 在 1905 年提出，迄今仍在临床中广泛应用。但听诊法存在其固有的缺点：一是在舒张压对应于第四相还是第五相问题上一直存在争论，由此引起的判别误差很大；二是通过听柯氏声来判别收缩压、舒张压，其读数受使用者听力影响，易引入主观误差，难以标准化。近年来许多血压监护仪和自动电子血压计大都采用了示波法来间接测量血压。用示波法测量血压的过程与听诊法是一致的，都是将袖带加压至阻断动脉血流，然后缓慢减压，其间手臂中会传出声音及压力小脉冲。听诊法是靠人工识别手臂中传出的声音，并判读出收缩压和舒张压，而示波法则是靠传感器识别从手臂中传到袖带中的小脉冲，并加以辨别，从而得出血压值。考虑到目前医院常规血压测量还是用听诊法，所以本实验要求掌握的也是听诊法。

四、实验内容

1. 必做实验

气体压力传感器特性测量，组装数字式压力表及人体心律、血压的测量。

1）实验前的准备工作：仪器实验前要开机 5min，待仪器稳定后才能开始做实验。注意实验时严禁加压超过 36kPa。

2）气体压力传感器 MPS3100 的特性测量

① 气体压力传感器 MPS3100 输入端加上实验电压（ +5V），输出端接数字电压表，通过注射器改变管路内气体的压强。

② 测出气体压力传感器的输出电压（4 ~ 32kPa 测 8 点）。

③ 画出气体压力传感器的压强 p 与输出电压 U 的关系曲线（直线，非线性 ≤ 0.3% FS），计算出气体压力传感器的灵敏度及相关系数。

3）数字式压力表的组装及定标

① 将气体压力传感器 MPS3100 的输出端与定标放大器的输入端连接，再将放大器输出端与数字电压表连接。

② 反复调整气体压强为 4kPa 与 32kPa 时放大器的零点与放大倍数，使放大器输出电压在气体压强为 4kPa 时为 40mV，在气体压强为 32kPa 时为 320mV。

③ 将放大器零点与放大倍数调整好后，琴键开关按在 kPa 档，组装好的数字式压力表可用于人体血压或气体压强的测量及数字显示。

4）心律的测量：

① 将压阻式脉搏传感器放在手臂脉搏最强处，插口与仪器脉搏传感器插座连接，接上电源（ +5V），绑上血压袖套，稍加些压力（压几下压气球，压强以示波器能看到清晰脉搏波形为准，如不用示波器，则要注意脉搏传感器的位置，调整到计次灯能准确跟随心跳频率。

② 按下"计次、保存"按键，仪器将会在规定的 1min 内自动测出每分钟脉搏的次数并

以数字显示测出的脉搏次数。

5）血压的测量：

① 采用典型听诊法测量血压，将测血压袖套绑在上手臂脉搏处，并把医用听诊器插在袖套内脉搏处。

② 血压袖套连接管用三通接入仪器进气口，用压气球向袖套压气至20kPa，打开排气口缓慢排气，同时用听诊器听脉搏音（柯氏音），当听到第一次柯氏音时，记下压力表的读数为收缩压，若排气到听不到柯氏音时，那最后一次听到柯氏音时所对应的压力表读数为舒张压。

③ 如果舒张压读数不太肯定时，可以用压气球补气至舒张压读数之上，再次缓慢排气来读出舒张压。

2. 选做实验

验证理想气体定律，观察脉搏波形。

1）验证理想气体波意耳定律：

① 将注射器吸入空气拉管至100ml 刻线，注射器出口用气管连接至仪器气体输入口，此时若管道内的气体体积为 V_0，那么此时总的气体体积为 $V_0 + V_1$（100ml），压力表显示压强为零（实际压强约为760mmHg 或 101.08kPa）。

② 将注射器内气体压缩，此时总的气体体积将减小，压强将升高。每减少5ml 测量一次管道内压强，至少测五次，则依次得 $V_2 + V_0$，p_2；$V_3 + V_0$，p_3；$V_4 + V_0$，p_4；$V_5 + V_0$，p_5。

③ 作 $\dfrac{1}{p_i + p_0} - V_i$ 直线图，求出斜率 K 和截距 KV_0，然后证明：

$$(V_2 + V_0)p_2 = (V_3 + V_0)p_3 = (V_4 + V_0)p_4 = (V_5 + V_0)p_5$$

由此验证波意耳定律。

2）观察脉搏波形并从波形中分析收缩压和舒张压（研究性自学课题）。

五、注意事项

1）当观察脉搏波形并从波形中分析收缩压及舒张压时，把脉搏波形信号送到示波器（需另购慢扫描长余辉示波器）观察分析脉搏波形。

2）所测传感器因参数差异，数据仅供参考，（室温25~30℃，电源电压5.0V）。

3）本实验仪器所用气体压力表为精密微压表，测量压强范围应在全范围的4/5，即32kPa。微压表的0~4kPa 为精度不确定范围，故实际测量范围为4~32kPa。实验时压气球只能在测量血压时应用，不能直接接入进气口，测量压力传感器特性时必须用定量输气装置（注射器）。**严禁实验时加压超过36kPa（瞬态）。瞬态超过40kPa，微压表可能损坏！**

六、分析与思考

1）分析传统水银血压计与电子血压计测量血压的优缺点。

2）验证理想气体定律还有哪些方法？

实验十一　透镜参数的测量

给我最大快乐的，不是已懂得的知识，而是不断的学习；不是已有的东西，而是不断的获取；不是已达到的高度，而是继续不断的攀登。

——高斯

约翰·卡尔·弗里德里希·高斯简介：

高斯（1777—1855），犹太人，德国著名数学家、物理学家、天文学家、大地测量学家，近代数学奠基者之一。高斯被认为是历史上最重要的数学家之一，并享有"数学王子"之称。高斯和阿基米德、牛顿、欧拉并列为世界四大数学家，一生成就极为丰硕，以他名字"高斯"命名（如本实验理论的高斯公式）的成果达 110 个，属数学家中之最。他对数论、代数、统计、分析、微分几何、大地测量学、地球物理学、力学、静电学、天文学、矩阵理论和光学皆有贡献。爱因斯坦曾评价说："高斯对于近代物理学的发展，尤其是对于相对论的数学基础所做的贡献，其重要性是超越一切、无与伦比的。"

透镜是按几何光学原理设计由透明材料加工而成的基本光学元件。早期的单透镜是两个球面（其中有一个可以是平面）组成的，为了消除像差，改善成像质量，人们设计了各种各样的组合透镜，发明了望远镜、显微镜，大大扩展了人眼的视界，而且在天文、军事、交通、医学、艺术等领域发挥着重要作用。因此可以说，透镜成像在科学技术上的作用非常重要，了解单透镜的基本性质和参数测量方法是很有意义的，将为进一步学习光学技术以及正确使用光学仪器打下基础。

一、实验目标

1. 知识目标

1）掌握正负焦距透镜的不同测量方法：自准直法、物像法、位移法等。

2）学会调节光学系统的共轴等高方法。

2. 能力目标

1）掌握光学仪器的调节技术和测量技术。

2）培养学生实事求是的科学态度和严谨、细致的工作作风。

3. 价值目标

1）用几种方法测量透镜的焦距，说明解决问题的办法有多种途径，引导学生认清矛盾和规律，全面分析问题，树立正确的世界观和方法论。

2）引导学生要用发展的眼光看待问题，要深刻认识到：世界万物都是在发展变化之中的，事物之间是相互联系、相互转化的。在透镜焦距测量中，随着透镜到物屏距离即物距的改变（量变），其成像特性也发生着变化（质变），物距小于焦距、等于焦距、大于焦距而小于二倍焦距、等于二倍焦距、大于二倍焦距，其成像特性会发生质的变化，向学生传递：量变必定引起质变。培养学生养成良好的生活习惯，树立正确的人生观。

二、实验仪器

白光光源、透镜（2 个凸透镜和 1 个凹透镜）、物屏、像屏、光具座、平面镜。

三、实验原理

透镜的主要作用是成像，描述透镜性能的最主要的参量叫焦距。学生通过本实验可以学到三种测量焦距的方法。①自准直法，②物像法，③位移法。基本公式为高斯成像公式。注意几何光学中距离的符号规定，以透镜的主平面为起点与光线行进的方向一致为正，反之为负。高斯公式为

$$\frac{1}{s'} - \frac{1}{s} = \frac{1}{f'} \tag{3-11-1}$$

其中，s' 为像到透镜光心的距离，叫作像距；s 为物到透镜光心的距离，叫作物距，f' 为像方焦距。按照几何规定，光学带撇的量代表像方量，不带撇的量表示物方量，凸透镜的像方焦距为正，凹透镜的像方焦距为负。

四、实验内容

将白光光源、透镜、物屏、像屏等放在光具座上，并且将各光学元件中心的连线与光具座导轨平行，简称共轴等高调节。调节光学系统各元件的共轴等高，是光学实验中的一项基本要求，必须很好地掌握，一般的调节可分粗调和细调两步进行。

粗调：

先把物、透镜、像屏等元件放置于光具座上，用眼睛粗略观察，使各元件的中心大致在与导轨平行的同一直线上，并使物平面、像平面和透镜面相互平行且垂直于光具座导轨。

细调：

细调是指依靠成像规律进行调节。例如当物和像屏相距较远时，移动凸透镜会在像屏上分别呈大、小两个实像。若物的中心处在透镜光轴上而且光轴与导轨基线平行，则移动透镜时，大小两次成像的中心必将重合。若光轴与导轨基线不平行，则当透镜移动时，两次成像时像的中心不再重合。这时可根据像中心的偏移判断，调节至共轴等高状态。一般调节的方法是成小像时，调节光屏位置，使小像中心与屏中心重合；而在成大像时，则调节透镜的高低或左右，使大像中心位于光屏中心。依次反复调节，便可调好。

1. 自准直法

如图 3-11-1 所示，将光源、物屏、透镜和反射平面镜放在光具座上，让光源的光照亮物屏，移动透镜的位置，使经透镜到反射平面镜再沿原路反射回来的光在物屏上形成大小相等、方向相反的清晰的像。这时物屏与透镜的距离就是透镜的焦距。

2. 物像法

如图 3-11-2 所示，将物屏、透镜和像屏置于光具座上，移动透镜或像屏，使物体的像最清晰，测出物距和像距，由透镜的高斯物像公式求出透镜的焦距。

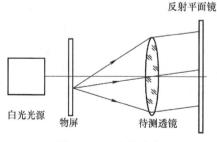

图 3-11-1　自准直法

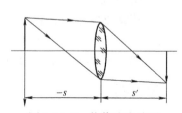

图 3-11-2　物像法光路图

3. 位移法

当物距在一倍焦距和两倍焦距之间时，在像方可以得到一个放大的实象，当物距大于二倍焦距时可以得到一个缩小的实像。使物屏与像屏之间的距离大于 4 倍焦距，移动凸透镜可以两次在像屏上得到清晰的像，如图 3-11-3 所示。

根据高斯公式可得

$$f = \frac{L^2 - l^2}{4L} \tag{3-11-2}$$

测出物屏与像屏之间的距离 L 和透镜移动的距离 l，就可以计算出透镜的焦距 f。

4. 测量凹透镜的焦距

由于凹透镜不能直接成实像，所以测量其焦距必须利用一个凸透镜作为辅助透镜。测量光路如图 3-11-4 所示。先用凸透镜把物体 A 成像在 A' 处，记录 A' 的位置，然后将待测凹透镜置于凸透镜与 A' 之间的适当位置，将屏向外移，使屏上重新得到清晰的像 A''，测出凹透镜到 A' 和 A'' 的位置，代入成像公式便可算出凹透镜的焦距。

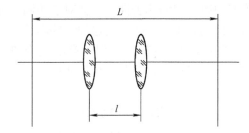

图 3-11-3　位移法光路图

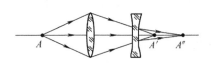

图 3-11-4　凹透镜的焦距测量光路图

五、分析与思考

1）测量像距时要根据像的清晰度来确定像的位置，那么是应该选择成像较大的位置，还是选择成像较小的位置？

2）分析自准直法、物像法、位移法测焦距的不确定度。

3）透镜的厚度对于测量结果有无影响？试进行具体分析。

实验十二　分光计的调整与使用

约瑟夫·冯·夫琅禾费简介：

夫琅禾费是德国物理学家。他出生于慕尼黑附近的斯特劳斯，是一个玻璃匠的第十一个孩子，父母非常贫穷。夫琅禾费 11 岁成为孤儿，1806 年在慕尼黑的一家玻璃作坊当学徒，他从一个光学研究所的工人成为该所的负责人，曾自己设计制造了许多光学仪器，如消色差透镜、大型折射望远镜、衍射光栅、分光仪等，在当时的物理界都是非常了不起的成果。夫琅禾费最具影响力的贡献是发现并研究了太阳光谱中的吸收线，即夫琅禾费线。夫琅禾费集工艺家和理论家的才干于一身，把理论与丰富的实践经验结合起来，对光学和光谱学做出了重要贡献。

1814 年，夫琅禾费在研究太阳暗线时改进了当时的观察仪器，设计了由平行光管、三棱镜和望远镜组成的分光计。这是第一个分光计的出现，其设计思想、基本构造原理是现代光谱仪、摄谱仪设计制造的基本依据。分光计经常用来测量光的波长、棱镜角、棱镜材料的折射率和色散率等。分光计是精确测定光线偏转角的仪器，也称测角仪，它是光学实验中常用的的实验仪器。光学中的许多基本量如波长、折射率都可以直接或间接地用光线的偏转角来表示，因而这些量都可以用分光计来测量。

当光线在传播过程中遇到不同介质的分界面时，会发生反射和折射，光线将改变传播的方向，结果在入射光与反射光或折射光之间存在一定的夹角。通过对某些角度的测量，可以测定折射率、光栅常数、光波波长、色散率等许多物理量。因此，精确测量这些角度，在光学实验中显得十分重要。分光计是一种能精确测量上述要求角度的典型光学仪器，经常用来测量材料的折射率、色散率、光波波长和进行光谱观测等。由于该装置比较精密，控制部件较多而且操作复杂，所以使用时必须严格按照一定的规则和程序进行调整，方能获得较高精度的测量结果。

分光计的调整思想、方法与技巧在光学仪器中有一定的代表性，学会对它的调节和使用方法有助于操作更为复杂的光学仪器。对于初次使用者来说，往往会遇到一些困难。但只要在实验调整观察中弄清调整要求，注意观察出现的现象，并努力运用已有的理论知识去分析、指导操作，在反复练习之后再开始正式实验，一般也能掌握分光计的使用方法，并顺利地完成实验任务。

分光计的基本光学结构又是许多光学仪器（如棱镜光谱仪、光栅光谱仪、分光光度计、单色仪等）的基础，它在物理实验中既能够培养学生的基本实验技能，又能培养学生应用理论知识解决实际问题的能力，因此它是医学物理实验的必做实验。

一、实验目标

1. 知识目标

1）了解分光计的结构及各组成部件的作用。

2）熟悉分光计的调整要求，掌握其调整技术。

2. 能力目标

1）通过棱镜顶角、最小偏向角的测量，进一步提高学生的实验技能。

2）测定棱镜材料的折射率，让学生感悟到格物致知、学以致用，提高学生理论联系实际的应用能力。

3. 价值目标

1）引导学生设计数据记录表格，规范记录数据，合理处理数据，培养学生良好的实验习惯和综合素养。

2）在调整分光计的过程中，学生应观察出现的现象，并努力运用已有的理论知识去分析、指导操作，培养自己一丝不苟的科学精神。

3）了解物理学家夫琅禾费的故事，学习一个伟大科学家对于自己所从事的事业的热爱。

二、实验仪器

分光计、双面镜、钠光灯、三棱镜。

三、实验原理

三棱镜如图 3-12-1 所示，*AB* 和 *AC* 是透光的光学表面，又称折射面，其夹角 α 称为三棱镜的顶角；*BC* 为毛玻璃面，称为三棱镜的底面。

1. 用反射法测三棱镜顶角 α

如图 3-12-2 所示，一束平行光入射于三棱镜，经过 *AB* 面和 *AC* 面反射的光线分别沿 T_3 和 T_4 方向射出，T_3 和 T_4 方向的夹角记为 θ，由几何学关系可得

$$\alpha = \frac{\theta}{2} = \frac{1}{2}|T_4 - T_3| \tag{3-12-1}$$

式中，T_3、T_4 分别为该方向游标上指示的读数。

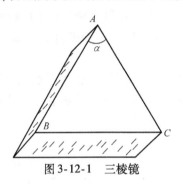

图 3-12-1 三棱镜

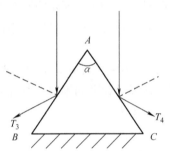

图 3-12-2 用反射法测顶角

2. 用最小偏向角法测三棱镜玻璃的折射率

假设有一束单色平行光 *LD* 入射到棱镜上，经过两次折射后沿 *ER* 方向射出，则入射光线 *LD* 与出射光线 *ER* 间的夹角 δ 称为偏向角，如图 3-12-3 所示。

转动三棱镜，改变入射光对光学面 *AC* 的入射角，出射光线的方向 *ER* 也随之改变，即偏向角 δ 发生变化。沿偏向角减小的方向继续缓慢转动三棱镜，使偏向角逐渐减小，当转到某个位置时，若再继续沿此方向转动，偏向角又将逐渐增大，此位置时偏向角达到最小值，测出最小偏向角 $\delta_{\min}$。可以证明，棱镜材料的折射率 n 与顶角 α 及最小偏向角的关系式为

$$n = \frac{\sin\frac{1}{2}(\delta_{\min} + \alpha)}{\sin\frac{\alpha}{2}} \tag{3-12-2}$$

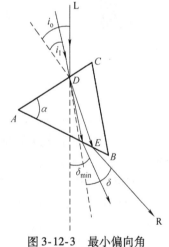

图 3-12-3 最小偏向角

实验中，利用分光镜测出三棱镜的顶角 α 及最小偏向角 $\delta_{\min}$，即可由上式算出棱镜材料的折射率 n。

四、实验内容

1. 分光计的调整

在进行调整前，应先熟悉所使用的分光计中下列螺钉的位置：

①目镜调焦（看清分划板准线）螺钉（手轮）；②望远镜调焦（看清物体）调节螺钉（或手轮）；③调节望远镜高低倾斜度的螺钉；④控制望远镜（连同刻度盘）转动的制动螺钉；⑤调整载物台水平状态的螺钉；⑥控制载物台转动的制动螺钉；⑦调整平行光管上狭缝宽度的螺钉；⑧调整平行光管高低倾斜度的螺钉；⑨平行光管调焦的狭缝套筒制动螺钉。

（1）目测粗调　将望远镜、载物台、平行光管用目测粗调成水平，并与中心轴垂直（粗调是后面进行细调的前提和细调成功的保证）。

（2）用自准法调整望远镜，使其聚焦于无穷远

1）调节目镜调焦手轮，直到能够清楚地看到分划板"准线"为止。

2）接上照明小灯电源，打开开关，可在目镜视场中看到如图 3-12-4 所示的"准线"和带有绿色小十字的窗口。

3）将平面镜按图 3-12-5 所示方位放置在载物台上。这样放置是出于这样的考虑：若要调节平面镜的俯仰，只需要调节载物台下的螺钉 a_1 或 a_2 即可，而螺钉 a_3 的调节与平面镜的俯仰无关。

4）沿望远镜外侧观察可看到平面镜内有一亮十字，轻缓地转动载物台，亮十字也随之转动。但若用望远镜对着平面镜看，往往看不到此亮十字，这说明从望远镜射出的光没有被平面镜反射到望远镜中。

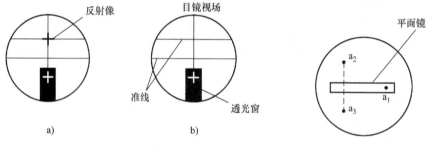

图 3-12-4　目镜视场　　　　图 3-12-5　平面镜的放置

我们仍将望远镜对准载物台上的平面镜，调节镜面的俯仰，并转动载物台让反射光返回望远镜中，使由透明十字发出的光经过物镜后（此时从物镜出来的光还不一定是平行光），再经平面镜反射，由物镜再次聚焦，于是在分划板上形成模糊的像斑（注意：调节是否顺利，以上步骤是关键）。然后先调物镜与分划板间的距离，再调分划板与目镜的距离，使从目镜中既能看清准线，又能看清亮十字的反射像。注意使准线与亮十字的反射像之间无视差，如有视差，则需反复调节，予以消除。如果没有视差，说明望远镜已聚焦于无穷远。

（3）调整望远镜光轴，使之与分光计的中心轴垂直　平行光管与望远镜的光轴各代表入射光和出射光的方向。为了测准角度，必须分别使它们的光轴与刻度盘平行。刻度盘在制造时已垂直于分光计的中心轴。因此，当望远镜与分光计的中心轴垂直时，就达到了与刻度盘平行的要求。

具体调整方法为：平面镜仍竖直置于载物台上，使望远镜分别对准平面镜前后两镜面，利用自准法可以分别观察到两个亮十字的反射像。如果望远镜的光轴与分光计的中心轴相垂直，而且平面镜反射面又与中心轴平行，则转动载物台时，从望远镜中可以两次观察到由平面镜前后两个面反射回来的亮十字像与分划板准线的上部十字线完全重合，如图 3-12-6c 所

示。若望远镜光轴与分光计中心轴不垂直，平面镜反射面也不与中心轴相平行，则转动载物台时，从望远镜中观察到的两个亮十字反射像必然不会同时与分划板准线的上部十字线重合，而是一个偏低，一个偏高，甚至只能看到一个。这时需要认真分析，确定调节措施，切不可盲目乱调。重要的是必须先粗调：即先从望远镜外面目测，调节到从望远镜外侧能观察到两个亮十字像，然后再细调：从望远镜视场中观察，当无论以平面镜的哪一个反射面对准望远镜，均能观察到亮十字时，如从望远镜中看到准线与亮十字像不重合，它们的交点在高低方面相差一段距离，如图 3-12-6a 所示，此时调整望远镜高低倾斜螺钉使差距减小为 $h/2$，如图 3-12-6b 所示。再调节载物台下的水平调节螺钉，消除另一半距离，使准线的上部十字线与亮十字线重合，如图 3-12-6c 所示。之后，再将载物台旋转 180°，使望远镜对着平面镜的另一面，采用同样的方法调节。如此反复调整，直至转动载物台时，从平面镜前后两表面反射回来的亮十字像都能与分划板准线的上部十字线重合为止。这时望远镜光轴和分光计的中心轴相垂直，常称这种方法为逐次逼近各半调整法。

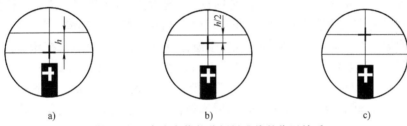

图 3-12-6　亮十字像与分划板准线的位置关系

（4）调整平行光管　用前面已经调整好的望远镜调节平行光管。当平行光管射出平行光时，狭缝成像于望远镜物镜的焦平面上，在望远镜中就能清楚地看到狭缝像，并与准线无视差。

1）调整平行光管产生平行光。取下载物台上的平面镜，关掉望远镜中的照明小灯，用钠灯照亮狭缝，从望远镜中观察来自平行光管的狭缝像，同时调节平行光管狭缝与透镜间的距离，直至能在望远镜中看到清晰的狭缝像为止，然后调节缝宽使望远镜视场中的缝宽约为 1mm。

2）调节平行光管的光轴与分光计的中心轴相垂直。在望远镜中看到清晰的狭缝像后，转动狭缝（但不能前后移动）至水平状态，调节平行光管倾斜螺钉，使狭缝水平像被分划板的中央十字线上、下平分，如图 3-12-7a 所示。这时平行光管的光轴已与分光计中心轴相垂直。再把狭缝转至铅直位置，并需保持狭缝像最清晰而且无视差，位置如图 3-12-7b 所示。

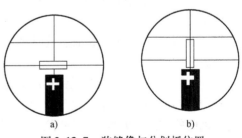

图 3-12-7　狭缝像与分划板位置

至此，分光计已全部调整好，使用时必须注意分光计上除刻度圆盘制动螺钉及其微调螺钉外，其他螺钉不能任意转动，否则将破坏分光计的工作条件，并需要重新调节。

2. 测量

在正式测量之前，请先弄清你所使用的分光计中下列各螺钉的位置：①控制望远镜

（连同刻度盘）转动的制动螺钉；②控制望远镜微动的螺钉。

（1）用反射法测三棱镜的顶角 α　如图 3-12-2 所示，使三棱镜的顶角对准平行光管，开启钠光灯，使平行光照射在三棱镜的 AC、AB 面上，旋紧游标盘制动螺钉，固定游标盘位置，放松望远镜制动螺钉，转动望远镜（连同刻度盘）寻找 AB 面反射的狭缝像，使分划板上竖直线与狭缝像基本对准后，旋紧望远镜螺钉，用望远镜微调螺钉使竖直线与狭缝完全重合，记下此时两对称游标上指示的读数 T_3、T'_3。转动望远镜至 AC 面进行同样的测量，得 T_4、T'_4，有

$$\theta_1 = |T_4 - T'_4|, \quad \theta'_1 = |T_3 - T'_3|$$

三棱镜的顶角 α 为

$$\alpha = \frac{1}{2}\left[\frac{1}{2}(\theta_1 + \theta'_1)\right]$$

重复测量三次取平均。

（2）最小偏向角的测量　分别放松游标盘和望远镜的制动螺钉，转动游标盘（连同三棱镜）使平行光射入三棱镜的 AC 面，如图 3-12-3 所示。转动望远镜，在 AB 面处寻找平行光管中狭缝的像，然后向一个方向缓慢地转动游标盘（连同三棱镜），在望远镜中观察狭缝像的移动情况，当随着游标盘转动而向某个方向移动的狭缝像正要开始向相反方向移动时，固定游标盘。轻轻地转动望远镜，使分划板上竖直线与狭缝像对准，记下两游标指示的读数，记为 T_5、T'_5；然后取下三棱镜，转动望远镜使它直接对准平行光管，并使分划板上竖直线与狭缝像对准，记下对称的两游标指示的读数，记为 T_6、T'_6，可得

$$\delta_{\min} = \frac{1}{2}\left(|T_6 - T_5| + |T'_6 - T'_5|\right)$$

重复测量三次求平均。列表记录所有的数据，表格自拟。

五、注意事项

1）望远镜、平行光管上的镜头、三棱镜、平面镜的镜面不能用手摸、揩。若发现有尘埃，应该用镜头纸轻轻揩擦。三棱镜、平面镜不准磕碰或跌落，以免损坏。

2）分光计是较精密的光学仪器，要加倍爱护，不应在制动螺钉锁紧时强行转动望远镜，也不要随意拧动狭缝。

3）在测量数据前务必检查分光计的几个制动螺钉是否锁紧，若未锁紧，取得的数据会不可靠。

4）测量中应正确使用望远镜转动的微调螺钉，以便提高工作效率和测量准确度。

5）在游标读数过程中，由于望远镜可能位于任何方位，故应注意望远镜转动过程中是否过了刻度的零点。如越过了刻度零点，则必须按式（$360° - |\theta' - \theta|$）来计算望远镜的转角。例如，当望远镜由位置 I 转到位置 II 时，双游标的读数分别如表 3-12-1 所示。

表 3-12-1

望远镜位置	I	II
左游标读数	175°45′	295°43′
右游标读数	355°45′	115°43′

由左游标读数可得望远镜转角为：$\varphi_{左} = \theta'_{\mathrm{I}} - \theta_{\mathrm{I}} = 119°58'$；

由右游标读数可得望远镜转角为：$\varphi_{右} = 360° - |\theta'_{\mathrm{II}} - \theta_{\mathrm{II}}| = 119°58'$。

6）一定要认清每个螺钉的作用再调整分光计，不能随便乱拧。掌握各个螺钉的作用可使分光计的调节与使用事半功倍。

7）调整时应调整好一个方向，这时已调好的部分螺钉不能再随便拧动，否则会造成前功尽弃。

8）望远镜的调整是一个重点。首先转动目镜手轮看清分划板上的十字线，而后伸缩目镜筒看清亮十字。

六、分析与思考

1）分光计调整的要求是什么？

2）当转动载物台上的平面镜时，望远镜中看不到由镜面反射的绿十字像，应如何调节？

3）分析分光计的设计原理。

4）分光计为什么要调整为望远镜光轴与分光计中心轴相垂直？如果两者不垂直对测量结果有何影响？

5）若平面镜两面的绿十字像一个偏高，距水平线上方距离为 a，另一个偏下，距水平线距离为 $5a$，那么应如何调节？

6）用反射法测量三棱镜顶角时，为什么必须将三棱镜的顶角置于载物台中心附近？试作图说明。

补充材料

分光计说明书

一、结构原理

分光计的外形如图 3-12-8 所示，在底座 19 的中央固定一中心轴，度盘 21 和游标盘 22 套在中心轴上，可以绕中心轴旋转，度盘下端有一推力轴承支撑，使旋转轻便灵活。度盘 21 上刻有 720 等分的刻线，每一格的格值为 30 分，对径方向设有两个游标读数装置，测量时，读出两个读数值，然后取平均值，这样可以消除偏心引起的误差。立柱 23 固定在底座上，平行光管 3 安装在立杆上，平行光管的光轴位置可以通过立柱上的调节螺钉 26、27 来进行微调，平行光管带有一个狭缝装置 1，可沿光轴移动和转动，狭缝的宽度在 0.02~2mm 内可以调节。

阿贝式自准直望远镜 8 安装在支臂 14 上，支臂 14 与转座 20 固定在一起，并套在度盘 21 上，当松开止动螺钉 16 时，转座 20 与度盘 21 一起旋转，当旋紧止动螺钉时，转座 20 与度盘 21 可以相对转动。旋紧制动架（一）18 与底座 19 上的止动螺钉 17 时，借助制动架（一）18 末端上的调节螺钉 15 可以对望远镜进行微调（旋转），同平行光管一样，望远镜系统的光轴位置也可以通过调节螺钉 12、13 进行微调。阿贝式自准直目镜 10 可以沿光轴移动和转动，目镜的视度可以调节。

分划板视场的情况如图 3-12-9 所示。

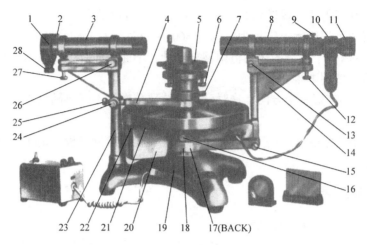

图 3-12-8　分光计外形图

1—狭缝装置　2—狭缝装置锁紧螺钉　3—平行光管部件　4—制动架（二）　5—载物台　6—载物台调平螺钉（3 只）
7—载物台锁紧螺钉　8—阿贝式自准直望远镜　9—目镜锁紧螺钉　10—阿贝式自准直目镜　11—目镜视度调节手轮
12—望远镜光轴高低调节螺钉　13—望远镜光轴水平调节螺钉　14—支臂　15—望远镜微调螺钉
16—转座与度角止动螺钉　17—望远镜止动螺钉　18—制动架（一）　19—底座　20—转座　21—度盘　22—游标盘
23—立柱　24—游标盘微调螺钉　25—游标盘止动螺钉　26—平行光管光轴水平调节螺钉　27—平行光管光轴
高低调节螺钉　28—狭缝宽度调节手轮

载物台 5 套在游标盘上，可以绕中心轴旋转，旋紧载物台锁紧螺钉 7 和制动架（二）4 与游标盘的止动螺钉 25 时，借助立柱上的调节螺钉 24 可以对载物台进行微调（旋转）。放松载物台锁紧螺钉时，载物台可根据需要升高或降低。调到所需位置后，再把锁紧螺钉旋紧，载物台有三个调平螺钉 6 用来调节使载物台面与旋转中心线垂直。

外接 6.3V 电源插头，接到底座的插座上，通过导环通到转座的插座上，望远镜系统的照明器插头插在转座的插座上，这样可避免望远镜系统旋转时的电线施动。

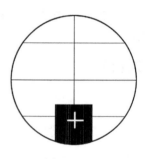

图　3-12-9

二、仪器的调整

（1）目镜的调焦　目镜调焦的目的是使眼睛通过目镜能很清楚地看到目镜中分划板上的刻线。

调焦方法：先把目镜视度调节手轮 11 旋出，然后一边旋进，一边从目镜中观察，直到分划板刻线成像清晰，再慢慢地旋出手轮，至目镜中的像的清晰度将被破坏而未破坏时为止。

（2）望远镜的调焦　望远镜调焦的目的是将目镜分划板上的十字线调整到物镜的焦平面上，也就是望远镜对无穷远调焦。其方法如下：

1）接上灯源。把从变压器出来的 6.3V 电源插头插到底座的插座上，把目镜照明器上的插头插到转座的插座上。

2）把望远镜光轴位置的调节螺钉 12、13 调到适中的位置。

3）在载物台的中央放上附件光学平行平板。其反射面对着望远镜物镜，且与望远镜光轴大致垂直。

4）通过调节载物台的调平螺钉6和转动载物台，使望远镜的反射像和望远镜在一直线上。

5）从目镜中观察，此时可以看到一亮十字线，前后移动目镜，对望远镜进行调焦，使亮十字线成清晰像，然后利用载物台的调平螺钉和载物台微调机构，把这个亮十字线调节到与分划板上方的十字线重合，往复移动目镜，使亮十字和十字线无视差地重合。

（3）调整望远镜的光轴垂直于旋转主轴

1）调整望远镜光轴高低位置调节螺钉12，使反射回来的亮十字精确地成像在十字线上。

2）把游标盘连同载物台平行平板旋转180°时观察到亮十字可能与十字丝有一个垂直方向的位移，就是说，亮十字可能偏高或偏低。

3）调节载物台调平螺钉，使位移减少一半。

4）调整望远镜光轴高低位置调节螺钉12，使垂直方向的位移完全消除。

5）把游标盘连同载物台、平行平板再转过180°，检查其重合程序。重复3）和4）使偏差得到完全校正。

（4）将分划板十字线调成水平和垂直　当载物台连同光学平行平板相对于望远镜旋转时，观察亮十字是否水平地移动，如果分划板的水平刻线与亮十字的移动方向不平行，就要转动目镜，使亮十字的移动方向与分划板的水平刻线平行。注意不要破坏望远镜的调焦，然后将目镜锁紧螺钉旋紧。

（5）平行光管的调焦　目的是把狭缝调整到物镜的焦平面上，也就是平行光管对无穷远调焦，方法如下：

1）去掉目镜照明器上的光源，打开狭缝，用漫射光照明狭缝。

2）在平行光管物镜前放一张白纸，检查在纸上形成的光斑，调节光源的位置，使得在整个物镜孔径上照明均匀。

3）除去白纸，把平行光管光轴左右位置调节螺钉26调到适中的位置，将望远镜管正对平行光管，从望远镜目镜中观察，调节望远镜微调机构和平行光管高低位置调节螺钉27，使狭缝位于视场中心。

4）前后移动狭缝机构，使狭缝清晰地成像在望远镜分划板平面上。

（6）调整平行光管的光轴垂直于旋转主轴　调整平行光管光轴上下位置调节螺钉27，升高或降低狭缝像的位置，使得狭缝对目镜视场的中心对称。

（7）将平行狭缝调成垂直　旋转狭缝机构，使狭缝与目镜分划板的垂直刻线平行，注意不要破坏平行光管的调焦，然后将狭缝装置锁紧螺钉旋紧。

三、应用实例

1. 假定要用测量棱镜最小偏向角的方法求棱镜材料的折射率

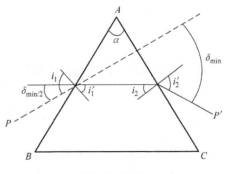

图　3-12-10

如图 3-12-10 所示，ABC 表示一块三棱镜，AB 面和 AC 面经过仔细抛光，光线沿 P 在 AB 面上入射，经过棱镜在 AC 面上沿 P′ 方向出射，P 和 P′ 之间的夹角 δ 称为偏向角。当 α 一定时，偏向角 δ 的大小是随 i_1 角的改变而改变的。而当 $i_1 = i'_2$ 时，δ 为最小（证明略），这个时候的偏向角称为最小偏向角，记作 δ_{min}。

由图 3-12-10 得

$$i'_1 = \frac{\alpha}{2}$$

$$\frac{\delta_{min}}{2} = i_1 - i'_1 = i_1 - \frac{\alpha}{2}$$

$$i_1 = \frac{1}{2}(\delta_{min} + \alpha)$$

设棱镜材料的折射率为 n，则有

$$\sin i_1 = n\sin i'_1 = n\sin\frac{\alpha}{2}$$

$$n = \frac{\sin i_1}{\sin\frac{\alpha}{2}} = \frac{\sin\frac{\alpha + \delta_{min}}{2}}{\sin\frac{\alpha}{2}}$$

由此可知，要求得材料的折射率 n，必须

1）测出顶角 α。

2）测出最小偏向角 δ_{min}。

2. 测量顶角

1）取下平行平板，放上被测棱镜，适当调整工作台高度，用自准直法观察，使 AB 面和 AC 面都垂直于望远镜光轴。

2）调好游标盘的位置，使游标在测量过程中不被平行光管或望远镜挡住，锁紧制动架（二）和游标盘、载物台和游标盘的止动螺钉。

3）使望远镜对准 AB 面，锁紧转座与度盘、制动架（一）和底座的止动螺钉。

4）旋转制动架（一）末端上的调节螺钉，对望远镜进行微调（旋转），使亮十字与十字线完全重合。

5）记下对径方向上游标所指度盘的两个读数，取其平均值 A_m。

6）放松制动架（一）与底座上的止动螺钉，旋转望远镜，使对准 AC 面，锁紧制动架（一）与底座上的止动螺钉。

7）重复4）、5）得到平均值 B_m。

8）计算顶角：$\alpha = 180° - (B_m - A_m)$

最好重复测量三次，求得平均值。

实验十三   声速的测量

一切科学上最伟大的发现，几乎都来自精确的量度。

——瑞利

瑞利简介：瑞利是英国物理学家与化学家，他生于英国的特伦，由于出身贵族，所以从小受到良好的教育。他是 1904 年诺贝尔化学奖得主。瑞利的最初研究工作主要是光学和振动系统的数学研究，后来的研究几乎涉及物理学的各个方面，如声学、波的理论、彩色视觉、电动力学、电磁学、光的散射、液体的流动、流体动力学、气体的密度、黏滞性、毛细作用、弹性和照相术。他的坚持不懈和精密的实验导致建立了电阻标准、电流标准和电动势标准，后来的工作集中在电学和磁学方面。瑞利在力学上有多方面的成就，他在弹性振动理论方面得到许多重要结果，其中包括对系统固有频率的性质进行估值和计算，以及他利用在埃及休养时写成了两卷著名的《声学理论》，为研究机械振动的声学工作者和其他物理学者提供了很有益的参考文献。

声波是一种频率介于 20Hz ~ 20kHz 的机械振动在弹性媒质中激起而传播的机械纵波。波长、强度、传播速度等是声波的重要参数。测量声速的方法之一是利用声速与振动频率 f 和波长 λ 之间的关系（即 $v = \lambda f$）求出，也可以利用 $v = L/t$ 求出，其中 L 为声波传播的路程，t 为声波传播的时间。

超声波的频率为 20kHz ~ 500MHz 之间，它具有波长短、易于定向传播等优点。在同一媒质中，超声波的传播速度就是声波的传播速度，而在超声波段进行传播速度的测量比较方便。在实际应用中，超声波测距、定位、成像、测液体流速、测材料弹性模量、测量气体温度的瞬间变化和高强度超声波通过会聚用作医学手术刀等都有广泛的应用。声学在医疗方面的应用包括超声辅助诊断和超声治疗，超声辅助诊断最常见的就是 B 型超声成像，简称 B 超。通常这种超声诊断应用于腹部非侵入成像。其他常见类型的超声成像 - 辅助诊断是 M 超，即心动超声。与 X 线和 CT 相比，超声成像的优势在于对人体没有任何辐射伤害。声波在穿过体内组织的同时也有部分声波反射，通过接收并且处理这些信息丰富的反射声波，可以形成体内实时的灰阶图像，但是，由于骨头对超声有强烈的反射和吸收作用，因此经颅 B 超成像还处于起步阶段，国外已有报道使用相控换能器进行 B 超经颅成像。临床使用的超声辅助诊断技术还包括利用多普勒效应查体内运动（包括胎儿运动及血管内血液的流速等）。超声治疗，根据超声波是机械波的特性和机械波周期振荡的特点，有着不同的临床应用。神经外科在脑的深部用聚焦的超声波造成破坏来治疗脑肿瘤、帕金森综合症、脑血栓等，这样的治疗手段不仅会减少对脑部的损伤（可以进行非开颅手术治疗），而且不影响大脑其他部分的功能。普通外科利用聚焦超声治疗腹部肝脏肿瘤、妇科肿瘤、前列腺癌、膀胱癌等，都有显著的疗效。牙科用超声钻钻牙丝毫不影响软组织，可以大大减少病人的不适。所以对超声波传播速度的测量有其重要意义。我们通过媒质（气体、液体）中超声波传播速度测定来测量其声波的传播速度。

一、实验目标

1. 知识目标

1）了解超声振动的产生，超声波的发射、传播和接收。

2）用共振干涉法、相位比较法和时差法测量声速，并加深有关共振、振动合成、波的干涉等理论知识的理解。

2. 能力目标

1) 能够掌握声速的不同测量方法和所对应方法的测量原理和测量特点，分析各种测量方法的优劣性。

2) 灵活运用实验仪器，设计测量其他介质中的声速。

3. 价值目标

1) 介绍声速的三种测量方法，让学生体会到实验与理论结合的完美。

2) 分析声速三种测量方法的不同，使学生认识到解决问题的办法是具有多样性的。

二、实验仪器

声速测量实验仪、示波器、压电陶瓷换能器。

三、实验原理

1. 声波与压电陶瓷换能器

频率介于 20Hz ~ 20kHz 的机械波振动在弹性介质中的传播就形成声波，介于 20kHz ~ 500MHz 的称为超声波，超声波的传播速度就是声波的传播速度，而超声波具有波长短、易于定向发射和会聚等优点，声速实验所采用的声波频率一般都在 20 ~ 60kHz 之间。在此频率范围内，采用压电陶瓷换能器作为声波的发射器、接收器，效果最佳。

声波是一种在弹性媒质中传播的机械波，其振动状态的传播是通过媒质各点间的弹性力来实现的，因此波速决定于媒质的状态和性质（密度和弹性模量）。液体和固体的弹性模量与密度的比值一般比气体的大，因而其中的声速也较大。由于在波动传播过程中波速 v、波长 λ 与频率 f 之间存在着 $v = \lambda f$ 的关系，若能同时测定媒质中声波传播的频率和波长，即可求得此种媒质中声波的传播速度 v。通过测量也可了解被测媒质特性或状态的变化，这在工业生产及科学实验上有广泛的实用意义。

压电片是由一种多晶结构的压电材料（如石英、锆钛酸铅陶瓷等）做成的。它在应力作用下两极产生异号电荷，两极间产生电压（称为正压电换能器）；而当压电材料两端间加上外加电压时又能产生应变（称为逆压电效应）。利用上述可逆效应可将压电材料制成压电换能器，以实现声能与电能的相互转换。压电换能器可以把电能转换为声能作为声波发生器，也可把声能转换为电能作为声波接收器。

根据压电陶瓷换能器的工作方式，可将其分为纵向（振动）换能器、径向（振动）换能器及弯曲振动换能器。图 3-13-1 为纵向换能器的结构简图。

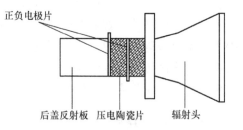

图 3-13-1 压电陶瓷换能器结构简图

2. 用共振干涉（驻波）法测声速

实验装置接线如图 3-13-2 所示，图中 S_1 和 S_2 为压电陶瓷超声换能器。S_1 作为超声源（发射头），低频信号发生器输出的正弦交变电压信号接到换能器 S_1 上，使 S_1 发出一平面波。S_2 作为超声波接收头，把接收到的声压转换成交变的正弦电压信号后输入示波器观察。S_2 在接收超声波的同时还反射一部分超声波。这样，由

S_1 发出的超声波和由 S_2 反射的超声波在 S_1 和 S_2 之间产生定域干涉，而形成驻波。由理论教学知，当入射波振幅 A_1 与反射波振幅 A_2 相等，即 $A_1 = A_2 = A$ 时，某一位置 x 处的合振动方程为

$$Y = Y_1 + Y_2 = (2A\cos2\pi\frac{x}{\lambda})\cos\omega t \qquad (3\text{-}13\text{-}1)$$

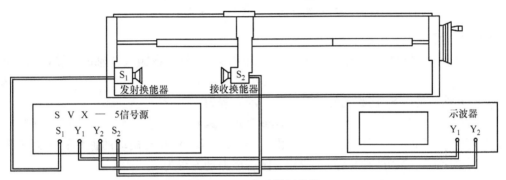

图 3-13-2　实验装置接线

由式（3-13-1）可知，当

$$2\pi\frac{x}{\lambda} = (2k+1)\frac{\pi}{2} \quad (k = 0,1,2,3,\cdots) \qquad (3\text{-}13\text{-}2)$$

即 $x = (2k+1)\dfrac{\lambda}{4}$ 时，这些点的振幅始终为零，即为波节。

当

$$2\pi\frac{x}{\lambda} = k\pi \quad (k = 0,1,2,3,\cdots) \qquad (3\text{-}13\text{-}3)$$

即 $x = k\dfrac{\lambda}{2}$ 时，这些点的振幅最大，等于 $2A$，即为波腹。故知，相邻波腹（或波节）的距离为 $\lambda/2$。

对一个振动系统来说，当振动激励频率与系统固有频率相近时，系统将发生能量积聚产生共振，此时振幅最大。当信号发生器的激励频率等于系统固有频率时，产生共振，声波波腹处的振幅达到相对最大值。当激励频率偏离系统固有频率时，驻波的形状不稳定，且声波波腹的振幅比最大值小得多。

由上述可知，当 S_1 和 S_2 之间的距离 L 恰好等于半波长的整数倍，即

$$L = k\frac{\lambda}{2} \quad (k = 0,1,2,3,\cdots)$$

时，形成驻波，示波器上可观察到较大幅度的信号，不满足条件时，观察到的信号幅度较小。移动 S_2，对某一特定波长，将相继出现一系列共振态，任意两个相邻的共振态之间，S_2 的位移为

$$\Delta L = L_{k+1} - L_k = (k+1)\frac{\lambda}{2} - k\frac{\lambda}{2} = \frac{\lambda}{2} \qquad (3\text{-}13\text{-}4)$$

所以，当 S_1 和 S_2 之间的距离 L 连续改变时，示波器上的信号**幅度**每一次周期性变化，相当于 S_1 和 S_2 之间的距离改变了 $\dfrac{\lambda}{2}$。此距离 $\dfrac{\lambda}{2}$ 可由游标卡尺测得，频率 f 由信号发生器读得，

由 $v = \lambda f$ 即可求得声速。

3. 用相位比较法测声速

实验装置接线仍如图 3-13-2 所示，置示波器功能于 X－Y 方式。当 S_1 发出的平面超声波通过媒质到达接收器 S_2 时，在发射波和接受波之间产生的位相差为

$$\Delta\varphi = \varphi_1 - \varphi_2 = 2\pi\frac{L}{\lambda} = 2\pi f\frac{L}{v} \tag{3-13-5}$$

因此可以通过测量 $\Delta\varphi$ 来求得声速。

$\Delta\varphi$ 的测定可用相互垂直振动合成的李萨如图形来进行。设输入 X 轴的射波振动方程为

$$x = A_1\cos(\omega t + \varphi_1) \tag{3-13-6}$$

输入 Y 轴的是由 S_2 接收到的波动，其振动方程为

$$y = A_2\cos(\omega t + \varphi_2) \tag{3-13-7}$$

在式（3-16-6）和式（3-16-7）中，A_1 和 A_2 分别为 X、Y 方向振动的振幅；ω 为角频率；φ_1 和 φ_2 分别为 X、Y 方向振动的初位相，则合成振动方程为

$$\frac{x^2}{A_1^2} + \frac{y^2}{A_2^2} - \frac{2xy}{A_1A_2}\cos(\varphi_2 - \varphi_1) = \sin^2(\varphi_2 - \varphi_1) \tag{3-13-8}$$

此方程轨迹为椭圆，椭圆的长、短轴和方位由相位差 $\Delta\varphi = \varphi_1 - \varphi_2$ 决定。当 $\Delta\varphi = 0$ 时，得 $y = \dfrac{A_2}{A_1}x$，即轨迹为处于第一和第三象

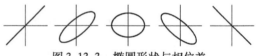

图 3-13-3　椭圆形状与相位差

限的一条直线，显然直线的斜率为 $\dfrac{A_2}{A_1}$，如图 3-13-3 所示；当 $\Delta\varphi = \pi$ 时，得 $y = -\dfrac{A_2}{A_1}x$，则轨迹为处于第二和第四象限的一条直线，如图 3-13-3 所示。

改变 S_1 和 S_2 之间的距离 L，相当于改变了发射波和接受波之间的位相差，荧光屏上的图形也随 L 不断变化。显然，当 S_1、S_2 之间距离改变半个波长 $\Delta L = \lambda/2$ 时，$\Delta\varphi = \pi$。随着振动的位相差从 $0 \sim \pi$ 变化，李萨如图形从斜率为正的直线变为椭圆，再变到斜率为负的直线。因此，每移动半个波长，就会重复出现斜率符号相反的直线。测得了波长 λ 和频率 f，根据式 $v = \lambda f$ 可计算出室温下声音在媒质中传播的速度。

图形调整：由于接收距离的变化，所以接收信号的强度变化。当出现李萨如图形偏离示波屏中心或图形不对称的情况时，可调节示波器输入衰减旋钮、X 轴或 Y 轴，使得图形变得更直观。

4. 用时差法求声速

设以脉冲调制信号激励发射换能器，产生的声波在介质中传播，经过时间 t 后，到达距离 L 处的接收换能器。所以可以用以下公式求出声波在介质中传播的速度。

$$v = L/t$$

作为接收器的压电陶瓷换能器，在接收来自发射换能器的波列的过程中，能量不断积聚，电压变化波形曲线振幅不断增大，当波列过后，接收换能器两极上的电荷运动呈阻尼振荡，电压变化波形曲线如图 3-13-4 所示。信号源显示了波列从发射换能器发射，经过距离 L 后到达接收换能器的时间 t。

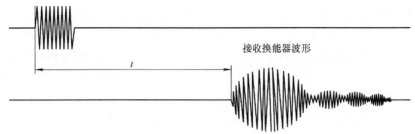

图 3-13-4　电压变化波形曲线

四、实验内容及步骤

1. 声速测试仪系统的连接与调试

在接通市电后，信号源自动工作在连续波方式，选择的介质为空气的初始状态，预热 15min。声速测试仪和声速测试仪信号源及双踪示波器之间的连接如图 3-13-2 所示。

（1）测试架上的换能器与声速测试仪信号源之间的连接　信号源面板上的发射端换能器接口（S_1）用于输出相应频率的功率信号，接至测试架左边的发射换能器（S_1）；仪器面板上的接收端的换能器接口（S_2）连接测试架右边的接收换能器（S_2）。

（2）示波器与声速测试仪信号源之间的连接　信号源面板上的发射端的发射波形（Y_1）接至双踪示波器的 CH1，用于观察发射波形；信号源面板上的接收端的接收波形（Y_2）接至双踪示波器的 CH2，用于观察接收波形。

2. 测定压电陶瓷换能器系统的最佳工作点

只有当换能器 S_1 和 S_2 发射面与接收面保持平行时才有较好的接收效果。为了得到较清晰的接收波形，应将外加的驱动信号频率调节到发射换能器 S_1 谐振频率点处，才能较好地进行声能与电能的相互转换，提高测量精度，得到较好的实验效果。按照调节到压电陶瓷换能器谐振点处的信号频率，估计一下示波器的扫描时基 t/div 并进行调节，使在示波器上获得稳定波形。

超声换能器工作状态的调节方法如下：各仪器都正常工作以后，首先调节声速测试仪信号源输出电压（100 ~ 500mV 之间），调节信号频率（在 25 ~ 45kHz），观察频率调整时接收波的电压幅度变化，在某一频率点处（34.5 ~ 37.5kHz 之间）电压幅度最大，同时声速测试仪信号源的信号指示灯亮，此频率即是压电换能器 S_1、S_2 相匹配的频率点，记录频率 f_N，改变 S_1 和 S_2 之间的距离，适当选择位置（即：至示波器屏上呈现出最大电压波形幅度时的位置），再微调信号频率，如此重复调整，再次测定工作频率，共测五次，取平均值 $\bar{f}$。

3. 用共振干涉法（驻波法）测量波长

将测试方法设置到连续波方式。设定最佳工作频率，观察示波器，找到接收波形的最大值。然后，转动距离调节鼓轮，这时波形的幅度会发生变化（注意此时在示波器上可以观察到来自接收换能器的振动曲线波形发生位移），记录幅度为最大时的距离 L_i，距离由数显尺上直接读出或在机械刻度上读出，再向前或者向后（必须是一个方向）移动距离，当接收波形幅度由大变小，再由小变大，且达到最大时，记录此时的 L_{i+1}，即波长 $\lambda = 2|L_{i+1} - L_i|$，多次测定后用逐差法处理数据。根据 $v = \lambda f$ 求出声速。

4. 用相位比较法（李萨如图形）测量波长

将测试方法设置到连续波方式。设定最佳工作频率，开始时仍置示波器于双踪显示功

能，观察发射和接收信号波形，转动距离调节鼓轮，置接收信号幅度达最大值时的位置。调节示波器 CH1、CH2 衰减灵敏度旋钮、信号源发射强度、接收增益，令两波形幅度几乎相等，观察两波形曲线间的关系。置示波器于 X – Y 功能方式，这时观察到的李萨如图形为一斜线，否则可微调调节鼓轮实施之，记录下此时的位置 L_i，由数显尺上直接读出或在机械刻度上读出。再置示波器于双踪显示方式，继续单向转动调节鼓轮，改变换能器间的距离，观察来自接收换能器的电压变化的波形曲线的幅度变化和波形的移动，并观察两波形曲线的相位关系。当移动一个波长、接收波形电压幅度再达最大值时，调节示波器衰减灵敏度旋钮，再令两波形幅度几乎相等，再置 X – Y 功能方式，观察到的波形又回到前面所说的特定角度的斜线，这时来自接收换能器 S_2 的振动波形发生了 2π 相移，记录此时的距离 L_{i+1}，即波长 $\lambda = |L_{i+1} - L_i|$，多次测定，用逐差法处理数据，根据 $v = \lambda f$ 求出声速。

5. 用时差法测量声速

将测试方法设置到脉冲波方式。将 S_1 和 S_2 之间的距离调到一定距离（$\geqslant 50\text{mm}$）。再调节接收增益，使示波器上显示的接收波信号幅度在 $300 \sim 400\text{mV}$ 左右（峰–峰值），定时器工作在最佳状态。然后记录此时的距离、显示的时间值 L_i、t_i（时间由声速测试仪信号源时间显示窗口直接读出）。移动 S_2，同时调节接收增益使接收波信号幅度始终保持一致。记录下这时的距离值、显示的时间值 L_{i+1}、t_{i+1}，则声速由 $v_i = (L_{i+1} - L_i)/(t_{i+1} - t_i)$ 求出。

当媒质为液体测试声速时，必须把换能器完全浸没，但不能超过液面线。然后将信号源面板上的媒质选择键切换至"液体"，即可进行测试，步骤相同。

五、数据记录与处理　（室温 $t =$ 　℃）

1. 压电陶瓷换能器系统最佳工作频率

n	1	2	3	4	5	平均值
f/kHz						$\bar{f} =$

2. 用共振干涉法测量波长

测量次数 i	1	2	3	4	5	6
L_i/cm						

$$\bar{\lambda} = 2 \times \frac{1}{3^2} \sum_{i=1}^{3} (L_{i+3} - L_i)$$
$$v = \bar{\lambda}\,\bar{f}$$

3. 用相位比较法测量波长

测量次数 i	1	2	3	4	5	6
L_i/cm						

$$\bar{\lambda} = \frac{1}{3^2} \sum_{i=1}^{3} (L_{i+3} - L_i)$$
$$v = \bar{\lambda}\,\bar{f}$$

4. 用时差法测量声速

测量次数 i	1	2	3	4	5	6
L_i/cm						
$t_i/10^{-6}\text{s}$						

（1）$v = \dfrac{1}{3} \sum\limits_{i=1}^{3} \left[(L_{i+3} - L_i)/(t_{i+3} - t_i) \right]$

（2）用毫米方格纸作 $L-t$ 拟合直线，从直线斜率求声速：

$$v = \Delta L / \Delta t$$

5. 比较实验测得的声速值与公认值，写出其百分差值

附：声速测量值与公认值比较

1）已知声速在标准大气压下与传播介质空气的温度关系为

$$v = (331.45 + 0.59t)(\text{m/s})$$

2）液体中的声速

液体	$t_0/℃$	$v/(\text{m/s})$
海　水	17	1510～1550
普通水	25	1497
菜籽油	30.8	1450
变压器油	32.5	1425

六、注意事项

1）在测试槽内注入液体时请用液体进出通道。

2）在液体作为传播媒质测量时，严禁将液体滴到数显杆和数显表头，如果不慎将液体滴到了数显尺杆和数显表头，请用面巾纸将其吸干，必要时可用 70℃ 以下的温度将其烘干，即可使用。

3）应避免液体接触到其他金属件，以免金属物件被腐蚀。

4）换能器 S_1 和 S_2 发射面与接收面保持平行，距离应选择在 50～100mm 之间最好。

5）开始记数时由近到远手轮向一个方向转动，防止回程误差。

七、分析与思考

1）本实验中的超声波如何产生？它在临床医学领域有哪些应用？

2）测定压电陶瓷换能器系统的最佳工作点的目的是什么？

3）可否利用本实验仪器制造一个声速温度计？

4）分析本实验中三种测量声速的方法在固体、液体、气体中应用的优缺点。

5）声波与光波、微波有何区别？

6）为何在声波形成驻波时，在波节位置声压最大，因而接收器输出信号最大？

7）在什么条件下声波传播中的压缩与稀疏不是绝热过程？这对声速测量结果有何影响？

八、实验拓展

1）声波的反射、衍射、干涉规律的实验研究。

2）超声波在空气中的衰减系数和反射系数的测定。

第四章 综合性实验

实验十四 等厚干涉及其应用

如果说我曾经看得更远，那是因为我站在了巨人的肩膀上。

——牛顿

艾萨克·牛顿简介：

牛顿是英国皇家学会会长，英国著名的物理学家，百科全书式的"全才"。他的主要成就：提出万有引力定律、牛顿运动定律，与莱布尼茨共同发明微积分，发明反射式望远镜，发现光的色散原理等，被誉为"物理学之父"

"牛顿环"是一种用分振幅方法实现的等厚干涉现象，最早为牛顿所发现。为了研究薄膜的颜色，牛顿曾经仔细研究过凸透镜和平面玻璃组成的实验装置。他的最有价值的成果是发现通过测量同心圆的半径就可算出凸透镜和平面玻璃板之间对应位置空气层的厚度；对应于亮环的空气层厚度与1，3，5，…成比例，对应于暗环的空气层厚度与0，2，4，…成比例。但由于他主张光的微粒说（光的干涉是光的波动性的一种表现）而未能对它做出正确的解释。直到19世纪初，托马斯·杨才用光的干涉原理解释了牛顿环现象，并参考牛顿的测量结果计算了不同颜色的光波对应的波长和频率。

若将同一点光源发出的光分成两束，让它们各经不同路径后再相会在一起，当光程差小于光源的相干长度时，一般就会产生干涉现象。干涉现象在科学研究和工业技术上有着广泛的应用，如测量光波的波长，精确地测量长度、厚度和角度，检验试件表面的表面粗糙度，研究机械零件内应力的分布以及在半导体技术中测量硅片上氧化层的厚度等。

一、实验目标

1. 知识目标

1）学习使用显微镜观察牛顿环的条纹特征。

2）利用等厚干涉测量平凸透镜的曲率半径。

2. 能力目标

1）通过实验加深对等厚干涉现象的认识，培养学生的动手能力、分析问题和解决问题的能力。

2）学习用逐差法处理实验数据，让学生体会逐差法的特点。

3. 价值目标

1）通过对等厚干涉现象的观察，加深对等厚干涉原理的理解。

2）通过对仪器的不断调节，体会科学实验既要细心又要耐心。

二、实验仪器

牛顿环装置、劈尖装置、读数显微镜、低压钠灯。

三、实验原理

当一束单色光入射到透明薄膜上时，通过薄膜上、下表面依次反射而产生两束相干光。如果这两束反射光相遇时的光程差仅取决于薄膜厚度，则同一级干涉条纹对应的薄膜厚度相等，这就是所谓的等厚干涉。

本实验研究牛顿环和劈尖所产生的等厚干涉。

1. 牛顿环干涉

（1）牛顿环装置　牛顿环装置是由一块曲率半径较大的平凸透镜，以其凸面放在一块光学玻璃平板（平晶）上构成的，如图 4-14-1 所示。

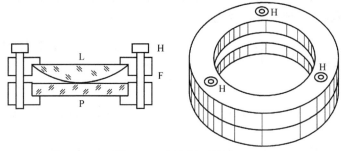

图 4-14-1　牛顿环装置

平凸透镜的凸面与玻璃平板之间的空气层厚度从中心到边缘逐渐增加，若以平行单色光垂直向下照射，则经空气层上、下表面反射的二光束存在光程差，它们在平凸透镜的凸面相遇后，将发生干涉。从透镜上看到的干涉花样是以玻璃接触点为中心的一系列明暗相间的圆环（见图 4-14-2），称为牛顿环。由于同一干涉环上各处的空气层厚是相同的，因此它属于等厚干涉。

由图 4-14-2 可知，如设透镜的曲率半径为 R，与接触点 O 相距为 r 处空气层的厚度为 d，其几何关系式为

$$R^2 = (R - d)^2 + r^2 = R^2 - 2Rd + d^2 + r^2$$

由于 $R \gg d$，可以略去 d^2，得

$$d = \frac{r^2}{2R} \tag{4-14-1}$$

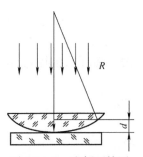

图 4-14-2　牛顿环简图

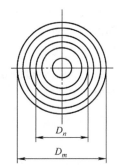

图 4-14-3　牛顿环干涉图样

（2）等厚干涉 如图 4-14-4 所示，薄膜的折射率为 n，周围介质的折射率为 n_1（$n > n_1$）。设单色平行光垂直入射到厚度为 d 的薄膜上。入射光线在薄膜上下表面分别产生反射光 1 和 2，二者在薄膜上方相遇，由于两束光线都是由同一单色平行光分出来的（分振幅法），故频率相同、相位差恒定（与该处薄膜厚度有关）、振动方向相同，因而会产生干涉。现在考虑反射光 1 和 2 的光程差与薄膜厚度的关系。显然，反射光 1 比反射光 2 多传播了一段距离 $2d$。此外，由于反射光 1 是由光疏媒质（n_1）入射到

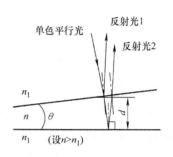

图 4-14-4 等厚干涉光路简图

光密媒质（n），反射光会产生半波损失，故总的光程差还应加上半个波长 $\lambda/2$，即反射光 1 和 2 的光程差为 $\delta = 2nd + \lambda/2$。

根据干涉条件，当光程差为半波长的偶数倍时相互加强，出现亮纹；当光程差为半波长的奇数倍时相互减弱，出现暗纹。因此有

$$\delta = 2nd + \frac{\lambda}{2} = \begin{cases} 2k\dfrac{\lambda}{2} & \text{当 } k = 1,2,3,\cdots \text{ 时，出现亮纹} \\[2mm] (2k+1)\dfrac{\lambda}{2} & \text{当 } k = 0,1,2,3,\cdots \text{ 时，出现暗纹} \end{cases}$$

光程差 δ 取决于产生反射光的薄膜厚度。同一条干涉条纹所对应的薄膜厚度相同，故称为等厚干涉。

光线应是垂直入射的，计算光程差时还要考虑光波在平玻璃板上反射会有半波损失，从而带来 $\lambda/2$ 的附加程差，所以总程差为

$$\delta = 2d + \frac{\lambda}{2} \tag{4-14-2}$$

产生暗环的条件为

$$\delta = (2k+1)\frac{\lambda}{2} \tag{4-14-3}$$

式中，$k = 0$，1，2，3，…为干涉暗条纹的级数。综合式（4-14-1）～式（4-14-3）可得第 k 级暗环的半径为

$$r_k^2 = kR\lambda \tag{4-14-4}$$

由式（4-14-4）可知，如果单色光源的波长 λ 已知，测出第 m 级的暗环半径 r_m，即可得出平凸透镜的曲率半径 R；反之，如果 R 已知，测出 r_m 后，就可计算出入射单色光波的波长 λ。但是用此测量关系式往往误差很大，原因在于凸面和平面不可能是理想的点接触。接触压力会引起局部形变，使接触处成为一个圆形平面，干涉环中心为一暗斑。或者空气间隙层中有了尘埃，附加了光程差，干涉环中心为一亮（或暗）斑，均无法确定环的几何中心。在实际测量时，我们可以通过测量距中心较远的两个暗环的半径 r_m 和 r_n 的二次方差来计算曲率半径 R。因为

$$r_m^2 = mR\lambda , \ r_n^2 = nR\lambda$$

两式相减得

$$r_m^2 - r_n^2 = R(m-n)\lambda$$

整理得

$$R = \frac{r_m^2 - r_n^2}{(m-n)\lambda} \quad \text{或} \quad R = \frac{D_m^2 - D_n^2}{4(m-n)\lambda} \tag{4-14-5}$$

由式（4-14-5）可以看出，半径 R 与附加厚度无关，且有以下特点：

1）R 与环数差 $m-n$ 有关。

2）对于 $D_m^2 - D_n^2$，由几何关系可以证明，两同心圆直径的二次方差等于对应弦的二次方差。因此，测量时无需确定环心的位置，只要测出同心暗环对应的弦长即可。

在本实验中，入射光波长已知（$\lambda = 589.3\text{nm}$），只要测出（D_m，D_n）就可求得透镜的曲率半径。

2. 劈尖干涉

将两块平板玻璃叠放在一起，一端用细丝（或薄片）将其隔开，则形成一劈尖空气薄层（见图4-14-5a）。当一束平行单色光垂直入射时，在劈尖薄膜上下两表面反射的两束光将发生干涉，形成干涉条纹。其光程差为

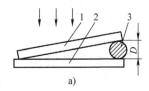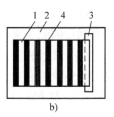

$$\delta = 2d + \frac{\lambda}{2} \quad （d \text{ 为空气膜的厚度}）$$

劈尖产生的干涉条纹是一簇与两玻璃板接触处（即棱边）平行且间隔相等的平行条纹，如图4-14-5b 所示。

图 4-14-5 劈尖干涉
a）侧视 b）俯视
1—上玻璃板 2—下玻璃板 3—细丝 4—干涉条纹

根据干涉明、暗条纹条件有

$$\delta = 2d + \frac{\lambda}{2} = (2m+1)\frac{\lambda}{2} \quad \text{当 } m = 0,1,2,3,\cdots \text{ 时,为干涉暗条纹}$$

$$\delta = 2d + \frac{\lambda}{2} = 2m\frac{\lambda}{2} \quad \text{当 } m = 1,2,3,\cdots \text{ 时,为干涉明条纹}$$

由于 m 值一般较大，为了避免数错，在实验中可先测出某长度 L_x 内的干涉暗条纹的间隔数 x，则单位长度内的干涉条纹数为 $n = x/L_x$。若棱边与细丝的距离为 L，则细丝处出现的暗条纹的级数为 $m = nL$，可得细丝的直径为

$$D = nL\frac{\lambda}{2} \tag{4-14-6}$$

由式（4-14-6）知，如果测出单位长度的条纹数 n 和棱边到细丝的距离 L，就可以由已知光源的波长 λ 测定细丝直径（或薄片厚度）D。

四、实验内容

1. 用牛顿环测量透镜的曲率半径

如图4-14-6 所示为读数显微镜装置。1 为目镜；2 为调焦手轮；3 为物镜；4 为钠灯；5 为半反射镜；6 为牛顿环；7 为载物台；8 为测微鼓轮。

先调节目镜使其能清楚地看到叉丝，且分别与 x、y 轴大致平行，然后将目镜固定紧。调节显微镜的镜筒使其下降。注意，应该从显微镜外面看，而不是从目镜中看。靠近牛顿环时，再自下而上缓慢地上升，直到看清楚干涉条纹，且与叉丝无视差。

1）调整显微镜的十字叉丝与牛顿环中心大致重合。

2）转动测微鼓轮，使叉丝的交点移近某暗环，当竖直叉丝与暗环相切时（观察时要注意视差），从测微鼓轮及主尺上读下其位置 x。为了熟练操作和正确读数，在正式读数前应反复练习几次，直到同一个方向每次移到该环时的读数都很接近为止。

3）在测量各干涉环的直经时，只可沿同一个方向旋转鼓轮，不能进进退退，以避免测微螺距间隙引起的空回误差。在测量某一环的直径时，如果在左侧测的是环的外侧位置，而在右侧测的是环的内侧位置，此环的直径可认为就等于这两个位置之间的距离。因为实验时主要测量间隔为 k 个干涉环的两个暗环的直径二次方差。为了减少读数误差，应将 k 值取得大一些。如取 $k=10$，则干涉条纹的相对误差就可减小近 10 倍。只要依次测出从 $k=3\sim22$ 的每一暗环的直径，利用逐差法分组求取环的直径二次方差，则可获得较好的 R 的实验值。

测量结果填入记录数据表。

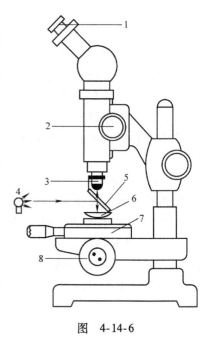

图 4-14-6

数据记录表

项目		分 组									
		1	2	3	4	5	6	7	8	9	10
级 数	m_i	22	21	20	19	18	17	16	15	14	13
位 置	左										
	右										
直 径	D_{m_i}										
级 数	n_i	12	11	10	9	8	7	6	5	4	3
位 置	左										
	右										
直 径	D_{n_i}										
直径二次方差	$D_{m_i}^2 - D_{n_i}^2$										

五、注意事项

1）若牛顿环仪、透镜和显微镜的光学表面不清洁，要用专门的擦镜纸轻轻揩拭。

2）测量显微镜的测微鼓轮在每一次测量过程中只能向一个方向旋转，中途不能反转。

3）当用镜筒对待测物聚焦时，为防止损坏显微镜物镜，正确的调节方法是使镜筒移离待测物（即提升镜筒）。

4）牛顿环的干涉环两侧的环序数不要数错。

5）防止实验装置受振动引起干涉环的变化。

6）由于牛顿环的干涉条纹有一定的粗细度，为了准确测量干涉环的直径，可采用目镜瞄准用直线与圆心两侧的干涉环圆弧分别内切、外切的方法来消除干涉环的粗细度的影响。

六、分析与思考

1) 牛顿环干涉条纹形成在哪一个面上？产生的条件是什么？

2) 牛顿环干涉条纹的中心在什么情况下是暗的？什么情况下是亮的？

3) 分析牛顿环相邻暗（或亮）环之间的距离（靠近中心的与靠近边缘的大小）。

4) 为什么说显微镜测量的是牛顿环的直径，而不是显微镜内被放大了的直径？若改变显微镜的放大倍率，是否影响测量的结果？

5) 如何用等厚干涉原理检验光学平面的表面质量？

实验十五　人体阻抗的频率特性研究

人体阻抗是包括人体皮肤、血液、肌肉、细胞组织及其结合部在内的含有电阻和电容的全阻抗。人体阻抗是确定和限制人体电流的参数之一。人体阻抗通常包括外部阻抗（与触电当时所穿衣服和鞋袜以及身体的潮湿情况有关，从几千欧到几十兆欧不等）和内部阻抗（与触电者的皮肤阻抗和体内阻抗有关）。人体阻抗不是纯电阻，主要由人体电阻决定。人体电阻也不是一个固定的数值。

一、实验目标

1. 知识目标

1) 了解人体阻抗的概念。

2) 测量人体阻抗的频率特性。

3) 掌握音频信号发生器、晶体管毫伏表的使用方法。

2. 能力目标

1) 引导学生按照线路图连接线路进行实验，提升学生的探究能力和实践能力，为培养创新能力奠定基础。

2) 通过测量人体阻抗与人体阻抗的频率特性，提升学生对知识的应用能力。

3. 价值目标

1) 让学生通过实验体会到小组合作的重要性。

2) 通过分析实验过程中遇到的问题，培养学生分析问题和解决问题的能力。

二、实验器材

直流稳压电源、XD2 音频信号发生器、多用电表、固定电阻（2 只）、电极和导线等。

三、实验原理

人体是由各种组织构成的非常复杂的导体，体表有一层导电性很差的皮肤，体内为导电性较强的体液和具有不同导电性的各种组织。人体阻抗是皮肤阻抗和其他组织阻抗之和，皮肤阻抗远远大于其他组织阻抗。通过实验我们可以得出：人体阻抗具有容性阻抗的特点。由于人体相当复杂，下面我们采用模拟的方法来说明。

1. 皮肤阻抗

皮肤的最外层是表皮，包括角质层，其中有汗腺孔，下面是真皮及皮下组织，其中有大量血管，由于真皮及皮下组织导电性较好，可模拟为纯电阻 R，皮肤的阻抗大小主要取决于角质层，角质层相当于一层很薄的绝缘膜，类似于电容器的中间介质，真皮的阻抗类似于电容器的两极板。由于汗腺孔里有少量的离子通过，所以我们把表皮模拟为漏了电的电容器，看成纯电容 C' 和纯电阻 R' 的并联。

表皮阻抗为

$$Z = \frac{R'}{\sqrt{1 + (\omega R'C')^2}} = \frac{1}{\sqrt{\frac{1}{R'^2} + (2\pi f C')^2}} \qquad (4\text{-}15\text{-}1)$$

因此，我们把皮肤阻抗模拟为电阻电容的组合。

从以上分析我们可以看出影响皮肤阻抗的主要因素有：

1）皮肤的干湿程度：当皮肤潮湿时，汗腺孔里水分很多，R' 减小，皮肤阻抗下降；相反，皮肤干燥时，汗腺孔里水分很少，R' 增大，皮肤阻抗增加。

2）电流的频率：当直流和低频交流电通过皮肤时，f 较小，皮肤阻抗较大，而高频交流电 f 较大，皮肤阻抗较小，所以皮肤阻抗是随交流电频率的增加而减少的，具有容性阻抗的特点。

2. 其他组织阻抗

电流通过皮肤后就进入到组织，组织的阻抗远远小于皮肤阻抗，其导电性取决于含水量和相对密度。体内有各种生物模（细胞膜），把两种导电性很好的溶液分隔开，膜对某些离子易渗透，对另一些离子不易渗透，可把生物膜模拟为漏电电容，膜阻抗为膜电容 C 和膜电阻 R 的并联，即

$$Z = \frac{R}{\sqrt{1 + (\omega RC)^2}} = \frac{R}{\sqrt{1 + (2\pi f CR)^2}} \qquad (4\text{-}15\text{-}2)$$

细胞间质导电性强，可模拟为电阻。因此可把其他组织看成电阻和电容的组合，其阻抗随电流频率的增加而减少。

总之，人体阻抗是皮肤阻抗和其他组织阻抗之和，是大小不同的电阻和电容的复杂组合，是机体的等效阻抗，其等效电路如图 4-15-1 所示。

从以上分析可知，影响人体阻抗的主要因素是电流的形式、频率和皮肤的干湿程度。此外，实际测量的人体阻抗还包括电极与皮肤的接触电阻。电极与皮肤接触的松紧、接触面积的大小、接触面的清洁程度以及电极与皮肤之间有无导电膏都直接影响接触电阻。还有性别、年龄、皮肤的血液循环状态、病理过程、神经系统的活动也对皮肤阻抗有影响。

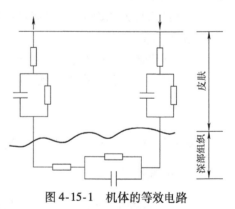

图 4-15-1　机体的等效电路

四、实验内容

1. 人体直流阻抗的测量

实验装置如图 4-15-2 所示。先用消毒酒精清洗皮肤表面，然后用电极夹住蘸有 NaCl 溶液的纱布，并固定在手臂上。图中电源用直流稳压电源，使其输出为 5.0V（用多用表测量），电阻用 $R_1 = 1.0 \times 10^4 \Omega$，接通电路，待电路稳定 3min 后，用多用电表分别测量 U_{ren} 和 U_{R_1}。由欧姆定律可知，

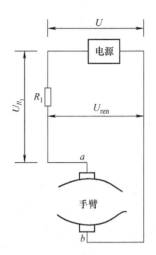

$$\frac{U_{R_1}}{R_1} = \frac{U_{\text{ren}}}{Z_1}$$

则手臂的直流阻抗为

$$Z_1 = \frac{U_{\text{ren}}}{U_{R_1}} R_1$$

计算出人体手臂的电阻，测量四次，并进行数据处理。

图 4-15-2　阻抗测量实验装置简图

2. 人体交流阻抗的测量

在图 4-15-2 中，把直流电源换成信号发生器，先将信号发生器的输出衰减放在 40dB，并把输出细调逆时针调到底，打开电源开关，预热 5min 以上，电阻 $R_2 = 5.1 \times 10^3 \Omega$，接通电路，然后逐渐增大输出使之为 40mV，改变信号发生器的频率，并保持输出电压不变，分别测出膜阻抗 U_{ren} 和 U_{R_2}，计算出手臂的交流阻抗 Z_2。

作曲线 $Z - \lg f$，说明变化规律，并指出人体阻抗呈何种性质。

五、注意事项

1）认真阅读晶体管毫伏表使用说明书。
2）不要随意改变电源输出电压，更不能把市电直接接入人体，注意安全。
3）不要在有伤口的地方做实验。

六、分析与思考

1）为什么潮湿的手比干燥的手更容易触电？为什么划开了的皮肤更易触电？
2）皮肤阻抗的特点是什么？

实验十六　补偿原理与电位差计

判天地之美，析万物之理。

——庄子

"安培""伏特"简介：
安德烈·马瑞·安培是法国物理学家，他最主要的成就是对电磁作用的研究。
亚历山德罗·朱塞佩·安东尼奥·安纳塔西欧·伏特是意大利物理学家，他发明了伏特

电堆，这是历史上的神奇发明之一。伏特发现，导电体可以分为两大类，第一类是金属，它们接触时会产生电势差；第二类是液体，它们与浸在里面的金属之间没有很大的电势差。而且第二类导体互相接触时也不会产生明显的电势差，第一类导体可依次排列起来，使其中第一种相对于后面的一种是正的，例如锌对铜是正的，在一个金属链中，一种金属和最后一种金属之间的电势差是一样的，仿佛其中不存在任何中间接触，好像直接接触似的。伏特最后得到了一种思想，他把一些第一种导体和第二种导体连接得使每一个接触点上产生的电势差可以相加。他把这种装置称为"电堆"，因为它是由浸在酸溶液中的锌板、铜板和布片重复许多层而构成的。电堆能产生连续的电流，它的强度的数量级比从静电起电机能得到的电流大，因此开始了一场真正的科学革命。

电位差计是一种利用补偿法原理测量电位差、电动势的仪器，即将被测电压与已知电压进行比较达到平衡，进而求出被测电压。由于标准电池和标准电阻的准确度很高，并且选用灵敏度高的检测计，所以测量的准确度也很高。由于其他的电学量（电流、电功率和电阻）及一些非电学量（压力、温度、位移等）也可以转化为电压测量，所以应用范围很广，在自动化控制中也有广泛应用。

一、实验目标

1. 知识目标

1）了解电位差计的工作原理和结构。

2）掌握用电位差计测量电池电动势和内阻的方法。

2. 能力目标

1）灵活运用补偿法测量各种电学量，培养学生的发散思维能力。

2）掌握电路连接技巧，提高学生的实验技能。

3. 价值目标

介绍废旧电池的回收和资源化利用处理，让学生进一步提高利用所学知识解决实际问题的能力。

二、实验仪器

板式电位差计、箱式电位差计、直流稳压电源、检流计、标准电流、滑线变阻器、电阻箱、干电池、开关等。

三、实验原理

先思考以下几个问题：

1）用图 4-16-1 所示的方法能否用电压表测出电源 E 的电动势？为什么？

2）为了避免在测量电动势时有电流通过电源，请偿试设计一种方法。

3）图 4-16-2 中 AB 段为一电阻丝，C 为滑动块，它可以在电阻丝上滑动。当开关与"2"接通后，在什么情况下没有电流通过电源 E_x？

4）检流计中电流为零时，E_x 是否与 U_{AC} 相等？

5）若在电阻丝 AB 上分划出刻度，并以电压为单位，你有什么办法使所标示出的电压值与实际电压一致?

6）在图 4-16-2 中，将标准电池 E_s 接入电路后通过调节 R_p，由 E_s 的值可较精确地使电阻 AB 段上所标出的电压的值与实际值一致，试分析其道理。

7）此时，由图 4-16-2 你能否较准确地测定电源 E_x 的电动势值?

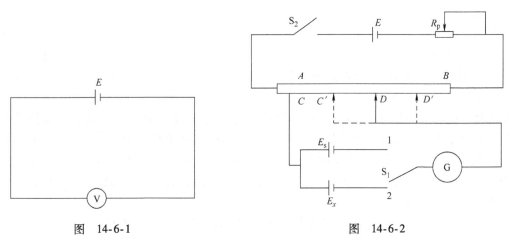

图 14-6-1   图 14-6-2

如果用电压表直接测量电池的电动势，会存在两个方面的问题。一是由于不可避免地有电流通过被测电池，这样在电池的内阻上会产生一电压降。根据全电路欧姆定律，此时由电压表读出的数值实际上是电池的端电压而不是电池的电动势。二是测量结果要受到电压表准确度的限制，所以测量的精确度也不高。为了消除上述两个方面的影响，可以利用电位差计进行测量。电位差计的原理线路图如图 4-16-2 所示，图中电源 E、滑线变阻器 R_p、电阻 R_{AB} 构成一回路，称为工作回路。由 A、C 两点分出电压 U_{AC}，电阻 R_{AB} 上可直接按电压单位进行刻度。但是，如果通过 AB 的电流不是标准化的电流，则每处所标示出的电压值与实际的电压值不符合。为了使实际的电压值与标示出的电压值一致，就必须使回路中的电流标准化。使工作回路中电流标准化的过程是这样进行的：先根据室温计算出标准电池 E_s 电池的电动势值，然后将 C 点移动到与标准电池电动势值相同的电压值的位置。将单刀双掷开关与 E_s 接通，调节滑线变阻器 R_p，使得检流计 G 中无电流通过，此时称工作回路中的电流被标准化，或称 U_{AC} 与 E_s 互相补偿。由于标准电池电动势的值准确度较高，只要检流计的灵敏度足够高，则电阻 AB 上刻度处的电压值也就足够准确。对 E_x 进行测量时，将单刀双掷开关与 E_x 接通，移动 C 点位置，使检流计中无电流通过（例如移至 X 点），此时 U_{AC}（即 U_{AX}）与 E_x 互相补偿，$E_x = E_{AC}$，我们称 $E_x GCAE_x$ 回路和 $E_x GCAE_s E_x$ 回路为补偿回路，也称 $E_x GCAE_x$ 回路为测量回路。实际上，上述的测量方法也就是将被测电动势（或电压）与标准电池的电动势进行比较的方法，它避免了用电压表直接测量所带来的弊端，所以测量的精确度较高。

需要指出的是，近年来数字式仪表已有了广泛应用，数字式仪表内阻高（大于数百万欧姆），准确度高，而且操作方便，结果显示直观快捷，在测量电位和电动势时可代替电位差计。在数字式电压表中，逐次逼近比较型数字电压表则是以电位差计为原理而研制的。

四、仪器简介

1. 十一线板式电位差计

图 4-16-3 为十一线板式电位差计原理图，是实验室用作实验教学的一种电位差计，其结构简单，直观，便于进行分析。它是将图 4-16-2 中的电阻 AB 用长度为 11m 的电阻线代替并将其长度分为相等的十一段。图 4-16-3 中 B 端处的一段电阻丝（长度为 1m）置于米尺上边，其两端分别与米尺的"0"刻度和"100cm"刻度对齐。其余十段电阻丝（每段 1m）由接线柱（或插孔）固定并分别标出数字 1，2，…，10。在米尺上有一滑块 C，其刀口与电阻丝紧密接触。与开关 S 相连的还有一鱼夹（或插头），可与 1，2，…，10 各插孔相连接。电流标准化时，将插头置于"10"孔，根据室温计算出标准电池电动势 E_s，然后将滑块置于米尺上这样一个数值处：$E_s/0.1 \sim 10m$（考虑为什么要这样放置？）。将单刀双掷开关扳向 E_s 一侧，调节滑线变阻器，改变工作电流，使检流计中无电流通过，此时电流即被标准化。测量时将单刀双掷开关扳向 E_x，合理选择插头和滑块的位置，使检流计中无电流通过，此时电动势的值为

$$（所选择的插孔示值 + 滑块刀口处示值）\times 0.1V$$

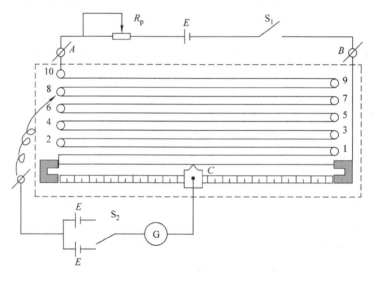

图　4-16-3

2. 箱式电位差计

箱式电位差计的使用方法可阅读有关说明书。

3. 电位差计的灵敏度

由于检流计的灵敏度是有限的，所以当观察到检流计指针示零时，并不意味着通过检流计的电流就绝对为零值，因此，这会对测量带来影响。为了能估计这种影响，定义电位差计的灵敏度为

$$S = \frac{n}{\Delta U}(格 / V)$$

4. 标准电池

标准电池是一种化学电池，所使用的化学物质经过严格提纯，其电动势的稳定程度较高。标准电池的电解液为硫酸镉溶液，根据电解液的不同，分为饱和式标准电池和不饱和式标准电池两种。从外形上看，有 H 形封闭玻璃管式标准电池和单管式标准电池，前者只能直立，切忌颠倒、震荡。H 形标准电池的内部构造如图 4-16-4 所示。电池密封在 H 形玻璃管内。标准电池的电动势随温度的变化会有所改变，因此使用时应据温度对其修正。修正用的经验公式为

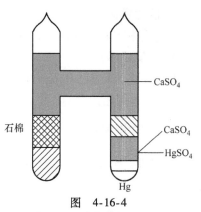

图 4-16-4

$$E_s = E_{20} - 40.6 \times 10^{-6}(t - 20) - 0.95 \times 10^{-6}(t - 20)^2$$

式中，E_{20} 为温度 20℃时标准电池的电动势。

五、实验内容

1）用十一线板式电位差计测干电池的电动势

要求学生自己写出实验步骤。

提示：不能直接测量（为什么?），自己设计一测量线路后测量。

2）用箱式电位差计测干电池电动势和内阻。

（1）测干电池电动势按说明书中箱式电位差计的使用步骤进行。

（2）测干电池内阻如图 4-16-5 所示，R_s 取 100Ω，合上开关后，a、b 二点间电压为 $U = E - Ir = IR_s$，则

$$r = \frac{E - U}{U}R_s$$

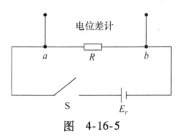

图 4-16-5

六、分析与思考

在实验中若检流计指针总向一边偏转，试分析其原因。

实验十七 印相与放相

照相机发明简介：

1839 年，法国的达盖尔制造了第一台实用的银盘相机，其基本思想是将一块表面有碘化银的铜板曝光，然后用水银蒸气蒸，再用普通的盐溶液固定，形成永久的图像。后来，达盖尔用这种方法制造了世界上第一台照相机。同时达盖尔摄影是世界上第一种成功的摄影方法。

一、实验目标

1. 知识目标

1）了解放大机、印相机的基本结构及其使用方法。

2）了解暗室技术。

2. 能力目标

通过印相与放相实验，进一步提高学生的实验技能。

3. 价值目标

1）引导学生熟悉培养学生良好的实验习惯和综合素养。

2）了解照相技术的历史，培养学生不忘历史，牢记使命的，奋发图强的精神。

二、实验器材

放大机、印相机、烘干机、相纸、暗室冲洗设备（显影液、定影液、安全灯、暗室钟）。

三、实验原理

1. 放大机、印相机的结构和感光材料的作用与性能

胶卷、印相纸和放大纸统称为感光材料，它是由含有明胶和卤化银晶粒的乳剂均匀地涂在片基上制成的。

感光片上影像的形成

感光片上每个卤化银晶粒内有许多卤化银分子，当被光照射时发生光化学反应，即

$$AgBr + h\nu \longrightarrow Ag + Br$$

卤化银中的银离子被还原为银原子，散布在乳剂中，成为显影中心。光照越强还原出的银原子数越多，所以曝光后银原子数将按光照的强弱在感光片上形成一定的分布，形成人的肉眼看不见的"潜像"。经过适当的化学处理，即显影、定影后就能观察到与景物明暗相反（指底片）或相同（指相纸）的影像。

由于用途不同，各种感光材料的性能也不同，使用时应根据具体要求选用，通常用以下几个指标来表示感光材料的性能：

1）感光度：即感光速度，是指感光底片对光作用的敏感程度。国际上用 ISO（国际标准化组织简称）表示，后面标的数字越大感光度越高，感光越灵敏。各国制定的感光度标准不同，我国采用 GB 制，用 GB 多少度来表示，后面的数值相差 3，表示感光度相差一倍，例如 GB24°的感光度是 GB21°的两倍。

2）反差系数：任何被摄物通常都有明暗差别，成为景物反差。感光片记录下景物的明暗差别称为影像反差。影像反差与景物反差之比称为反差系数，用 γ 表示。γ 值的大小与感光材料的制作过程有关。但对同一感光材料来说，使用强力显影液，显影液的温度高、时间长、搅动次数多，所得 γ 值大，反之就小。但变化只能在一定范围内，不会超出厂家给定的值。因此，在实际应用中应根据情况选择合适值的感光材料，采用指定的显影液配方，进行定温和定时处理，以获得最佳效果。

印相纸或放大纸的 γ 值的大小，在包装盒上用 1、2、3、4 表示，数值越大，γ 值越大。

3）感色性：感光材料对光波有一定的的敏感范围，并且对不同波长的光有不同的敏感程度，这一性质称为感色性。它是用来描述感光底片对不同颜色光的反应差别的一个指标。感光底片按感色性的不同，可分为许多种类：

色盲片：只对蓝、紫光敏感，对黄、绿光感受迟钝，对红、橙光不起作用，因此可在红

色安全灯下操作，色盲片的反差较大，适用于翻拍黑白文件及制作黑白幻灯片等，它是仅由卤化银乳剂制成的感光材料。

分色片：在感光乳剂中加入适当的敏化色素——绿光感色素可制成分色片，它对蓝、紫光感受灵敏，对黄、绿光感受性能较弱，不感受红光，适用于室外拍摄。

全色片：在感光乳剂中加入红光、绿光感色素，它对可见光的各种色光都能感受，但对绿光不够敏感，一般胶卷都是全色片，故冲洗底片时可用较暗的绿色安全灯进行短暂的观察，以便于了解显影情况。它能把被拍摄景物的颜色和明暗以黑、白、灰的深浅层次记录下来，且色调层次分明，适用于室外人物、风景和室内灯光下摄影，是普通照相中用得最多的一种感光底片。

红外片：只对红外线敏感，因红外线不受大气散射，能穿透薄雾，所以用它拍摄远景特别清晰，适用于航空、医学和军事。

彩色片：它的感光乳胶在结构上与黑白片不同，分为色网组织和色层组织，其色网组织是全色的，色层组织分为上、中、下三层，分别感受蓝、绿、红光。其负片与原景物颜色成互补色，正片与原景物颜色相同。

4）宽容度：感光材料能按比例记录景物明暗范围的能力称为宽容度。能按比例记录被摄景物明暗变化的范围越大，表示感光材料的宽容度也越大；反之，就越小。黑白感光材料的宽容度较大。一般来说，若曝光时间与标准值差一倍，在暗室处理过程中采用适当补救办法，也可获得较满意的照片。

5）解像力：也称分辨本领，是胶片对景物细微部分能清晰辨别的本领，常以每毫米能分辨若干条平行线来表示。解像力的高低与乳剂层的厚度、卤化银颗粒粗细、反差大小有关。感光层薄、颗粒细、反差大的底片的解象力高；反之，解像力低。一般来说，感光材料的性能之间有一定的规律性联系，即它们的感光度高低会带来其他性能的规律性变化：感光度高——反差小——宽容度大——解像力小；感光度低——反差大——宽容度小——解像力大。

2. 相纸的选择

在纸基上涂上卤化银乳剂及其他辅助药剂就可制成相纸，相纸分为印相纸和放大纸两种，主要区别是感光乳剂成份不同。印相纸感光度较慢，而放大纸感光度要快得多。操作时，都可使用较暗的红色安全灯。相纸的性能与胶片比较有很大的不同，如胶片的感光度指标很重要而对相纸则并不如此。胶片的感色性对拍摄效果影响很大，而对相纸影响不大。相纸的反差系数是一个很重要的特性参数，它是指黑白色调之间的对比。差别大的称为反差硬，差别小的称为反差软。我国将相纸的反差分成四个号次：1 号相纸属于软性纸，2 号相纸属于中性纸，3 号相纸属于硬性纸，4 号相纸属于特硬性纸。通常用得最多的是 2 号或 3 号相纸。印相和放大时，应根据负片的反差情况来选择合适型号的相纸。如底片反差小就应选用号数较大的相纸。

3. 暗室处理

（1）显影　利用显影液和卤化银的还原反应，将底片和相纸曝光后产生的"潜像"变为可见影像的过程称为显影。显影是个比较复杂的过程，将曝光后的底片放在显影液中，受到光照而被还原的银原子将是显影中心，它将逐渐扩大而使整个晶粒被还原。光照越强的部位被还原的晶粒越多，因而很快变为黑色，而未受光照的部分则保持原乳胶的色彩。显影过程是摄影技术中的一个重要环节，显影时间过长或显影液温度过高，将使胶片或相纸变黑。显影时间过短或温度过低，则不能充分显影，影象将不能充分显现。不同性能的显影液和显影液的温度及浓度都直接影响像的反差、层次和密度等（设负片上未曝光的部分透过的光强为 I_0，不同曝光量的部分透过的光强为 I，则 $\lg(I/I_0)$ 称为光密度或黑度。）

（2）停显 经过显影的底片或相纸，若直接放入定影液中，残留在乳胶膜里面的显影液仍能进行短暂的显影，使底片密度增加。同时，一定量的显影液带入定影液中，会使定影能力过早失效，因此必须停显。停显液一般用弱酸水溶液，比如醋酸水溶液，它与碱性显影液中和，使显影迅速停止，停显后需用清水漂洗胶片，以免停显液混入定影液中。要求不高时，也可直接用水漂洗代替停显液停显。

（3）定影 底片或相纸经过显影后，大约只有 15% ~ 30% 的卤化银晶粒被还原，构成黑色金属银的影像，而剩余的未被显影的大部分卤化银晶粒，在见光时仍然会发生变化。因此，显影以后必须经过定影，将未还原的卤化银溶去，使影像得以固定。定影也要掌握好时间，时间太短，定影不充分，太长会使胶片或相纸发黄。

（4）水洗和晾干 定影好的底片或相纸要用清水冲洗足够长的时间，把底片或相纸上残留的药液和杂质洗净，以延长影像的保存时间。水洗后底片用冷风吹干或自然晾干，晾干后才能使用或收藏，相片可自然晾干或用上光机烘干。

四、实验内容

1. 印相

印相是将底片（负片）的药膜面与印相纸的药膜面接触，在印相机上使白光透过底片对印相纸曝光而产生"潜像"，再经暗室处理后，得到与实物黑白相同的正片，即普通的相片。

1）根据负片的反差情况选择相应反差型号的印相纸及显影液。按照显影、清水、定影的顺序放置好药液盘。

2）曝光。关闭白炽灯（印相和放相均可在红色安全灯下进行），对印相纸进行曝光。此时应注意使印相纸药膜面与底片药膜面相对，在印相机上先将底片药膜面向上放置，再用黑纸框按剪裁幅面将负片四边多余部分遮去，注意应安放端正，不能歪斜，然后将裁好的印相纸药膜面向下压在负片上，合上压板使相纸曝光。曝光时应根据负片和相纸，通过试验确定合适的曝光时间。

曝光时一定要注意使印相纸与底片的药膜面相对，否则会使照片影像与实物左右相反，并因片基的光折射作用，使影像变得虚松。另外，如果相纸的药膜面背对光线，则无论显影多长时间，相纸上都无影像。

3）显影。将曝光后的相纸放入显影液中，用夹子夹在相纸边上未曝光的部分，使相纸在显影液中翻动，以保证相纸显影均匀、充分。显影液温度为 18 ~ 20℃，显影时间一般约为 2 ~ 4min，显影时间主要通过眼睛观察来确定，当显出的影像在红色安全灯下看起来黑度合适时，在正常照明下则黑度不足，也就是说应使显出的影像在安全灯下观察黑度偏大。一般可将一质量较高的正片放在旁边，以作对比。

4）停显。将相片放在清水中漂洗 20~30s。

5）定影。将相片放在定影液中定影 10~15min，并适当翻动相片。

6）冲洗。将相片用流水冲洗 10~30min。

7）烘干。将水洗好的相片自然晾干或用上光机烘干，最后裁边即可得到与实物色调一致的相片。

2. 放相

放大照片在放大机上进行，它将底片的负像通过放大镜头在一定距离处形成放大的像，把放大纸放在此像平面上，曝光后使它产生"潜像"，经暗室处理就得到与被拍摄景物影像相同的照片。照片的放大倍数可通过改变镜头与放大纸间的距离来调节。

1）安放负片。将负片药膜面向下景物倒置放入片夹中。

2）调焦。开启放大机光源，开大镜头光圈，调节升降旋钮，使负片成像于白色像板上，且大小合适，然后再调节调焦旋钮，即改变负片与镜头间的距离直到影像清晰为止，然后适当缩小光圈。

3）试样，确定曝光时间。影响放大曝光时间的因素很多，比如光源强度、负片密度、感光材料的性能、光圈的大小、影像的放大倍数等都与曝光时间有关，这些因素稍有改变，曝光时间就应做相应的调整，因此正式放大前要通过试样来确定合适的曝光时间。通常采用阶梯曝光试样，先用红色滤光片遮住镜头，将放大纸条放在影像最重要的部位，用不同时间分段曝光。然后将放大纸条显影，认真鉴别相纸条上各段的色调，从中选择合适的曝光时间。

4）曝光。用红色滤光片遮住镜头，把裁好的放大纸放在像板上，并用压纸尺压住，此时要注意让相纸四周留有一定的边幅，然后移开滤光片，让相纸曝光。

5）冲洗、晾干。同印相。

五、注意事项

1）根据要显影的感光材料的类型和希望显影后影像要达到的效果（如反差大小、层次多少等），选用合适的显影液，一般用市售的现成型号的药品，按使用说明配制定量、定温的药液。一般负片采用 D-76 显影液，相纸显影采用 D-72 显影液。

2）根据感光材料的感色性选用合适的安全灯。冲洗负片时可用绿灯做短暂的观察，处理相纸可用红色安全灯。

3）显影液、定影液尽可能在 20℃ 左右的温度下使用。

4）必须按照显影、停显、定影、流水冲洗的顺序进行暗室处理。一般 D-76 显影液显负片需 8~12min，D-72 显影液显负片和相纸需 2~4min；停显需 20~30s；定影需 15min；水洗需 20~30min。

5）处理负片和相纸时，需要对它适当翻动，以防止显影、定影不均匀、不充分。

6）各种药液盘中的竹夹不能混用，不得将显影液、停显液、定影液相互带入，暗室处理完后，把药液分别倒回原瓶中，切不可倒错，所用的盘、夹子等用具均应洗净。

六、分析与思考

曝光时间过短和过长会出现什么结果？

实验十八　线路故障分析

不求知道一切，只求发现一件。

——欧姆

乔治·西蒙·欧姆简介：

欧姆是德国物理学家，生于德国埃尔兰根城，父亲是锁匠。父亲自学了数学和物理方面的知识，并教给少年时期的欧姆，唤起了欧姆对科学的兴趣。16岁时他进入埃尔兰根大学研究数学、物理与哲学，由于经济困难，中途缀学，到1813年才完成博士学业。欧姆是一个很有天才和科学抱负的人，他长期担任中学教师，由于缺少资料和仪器，给他的研究工作带来不少困难，但他在孤独与困难的环境中始终坚持不懈地进行科学研究，自己动手制作仪器。他最主要的贡献是通过实验发现了电流公式，即经典电磁理论中著名的欧姆定律。为纪念其重要贡献，人们将其名字作为电阻单位。欧姆的名字也被用于其他物理及相关技术内容中，比如"欧姆接触""欧姆杀菌""欧姆表"等。

线路故障，顾名思义就是线路出现的问题。在日常工作和生活中，我们会经常遇到有关电路的一些问题，当电路发生故障时，必须利用仪表通过某种方法对电路进行检测、分析，以找出故障并及时排除。实验中利用万用表来检测，万用表是一种多功能、多量程的便携式电工仪表，一般的万用表可以测量直流电流、直流电压、交流电压和电阻等，有的还可以测量电容量、电感量及半导体的一些参数。

一、实验目标

1. 知识目标

1）掌握不同故障的检测方法，如电阻法、电压法、电流法等。

2）熟悉万用表的使用。

2. 能力目标

1）掌握连接电路的基本技能。

2）培养学生实事求是的科学态度和严谨的逻辑推理能力。

3. 价值目标

1）用几种方法检测线路故障，说明解决问题的办法是多样性的，引导学生学会灵活多样地处理问题。

2）引导学生分析每种检测方法的优劣性，使学生认识到任何事物都具有两面性。

二、实验仪器

稳压电源、电阻箱、滑线变阻器、电路板、万用表。

三、实验原理

在正常状态下，电路中各元器件的电阻、通过元器件的电流及电路中各点的电位都有一个正常值。当电路中出现故障时，这些物理量也就随之发生变化而偏离正常状态时的数值。因此，通过对电路中电流、电压及电阻的测量和分析，可判断出故障所在之处。

1. 电阻检查法

用万用表的欧姆挡测量电路中某部分或元器件电阻的数值，与正常状态时的电阻数值比较，数值异常的则为故障所在处。测量时应将所测元器件的一端与电路其他部分断开（为什么？）。

2. 电流检查法

将万用表置于直流电流挡后串联接入所测电路中检查电流数值，与正常数值比较后进行分析。例如在晶体管放大电路的故障中有时可检查晶体管的各极电流数值以判断晶体管工作状态是否正常。

3. 电压检查法

这是通过检查、分析电路中各处电位数值（或某两点间的电压大小）是否异常来判断电路故障的一种方法。

当检查电路故障时，应根据实际情况选择适当的方法。检查时应按步骤、有顺序地进行（一般从电源开始向负载方向检查），对呈现的现象（电阻数值、电流数值、电压数值）先做出正确分析，再决定下一步如何去做，不可盲目地随便拆卸元件。例如用电压检查法检查图 4-18-1 中的故障时（"×"号处为断开），首先检查电源输出电压数值（正常值为 10V）。然后将万用表正表笔固定在电源正极（H 处），负表笔分别置于 A'、A、D'、D 各点，测得 $U_{HA'} = U_{HA} = U_{HD'} = U_{HD} = 10\text{V}$，这些数据表明电路左侧的各段接线良好。再将万用表负表笔固定在电源负极（H' 处），正表笔分别置于 B、C、F'、F 各点，测得 $U_{H'C} = 10\text{V}$，$U_{H'C} = U_{H'F} = U_{HF}$，这些数据说明电路右侧各段接线也无问题。因此，故障应发生在 R_1、R_2 所在的支路，再做进一步检查、分析，就可判断出故障所在点（试考虑这一步的检查方法）。

又如图 4-18-2 所示为一晶体管放大电路，在正常情况下，若 $U_{ce} = 5\text{V}$，但当晶体管内部集电极与发射集之间出现短路故障时，$U_{ce} = 0$。

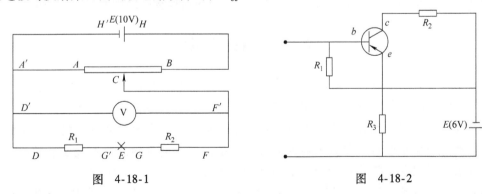

图　4-18-1　　　　　　　　　　　　图　4-18-2

四、实验内容

1）按图 4-18-3 连接电路，电源接通后，电流表指针指示零值（电路故障由实验室设置），这表明电路中存在故障。因此，要检查故障并排除。

要求：

① 先用电压检查法，找出故障后暂不排除，练习用电流检查法和电阻检查法。

② 采用电压检查法时要写出详细步骤及情况分析。采用电流检查法和电阻检查法时要记录电流及电阻的具体数值。

2）电路板上为一收音机的二级低频放大电路（见图4-18-4），电路中存在故障（用手持金属物碰触晶体管基极时扬声器不发声），用电压检查法检查电路中故障。（图4-18-2中各元件参数由实验室设计）。

3）按图4-18-1自行设计线路故障，练习用电压检查法检查故障。

4）实验小组之间互设故障进行检查。

要求：

该实验要用万用表，在做实验之前应提前预习"电学实验概述及基本仪器"一节中的"万用电表"部分。

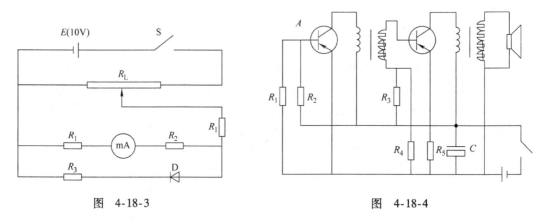

图 4-18-3　　　　　　　　　　　　　　　图 4-18-4

五、分析与思考

要想尽快地排除电路故障，在动手检查之前，应对所检查电路做哪些必要的思考？

实验十九　核磁共振

核磁共振是指具有磁矩的原子核在恒定磁场中由电磁波引起的共振跃迁现象。1945年12月，美国哈佛大学的珀塞尔等人报道了他们在石蜡样品中观察到质子的核磁共振吸收信号。1946年1月，美国斯坦福大学布络赫等人也报道了他们在水样品中观察到质子的核感应信号。两个研究小组用了稍微不同的方法，几乎同时在凝聚物质中发现了核磁共振。因此，布络赫和珀塞尔荣获了1952年的诺贝尔物理学奖。

以后，许多物理学家进入了这个领域，取得了丰硕的成果。目前，核磁共振已经广泛地应用到许多科学领域，是物理、化学、生物和医学等。它是测定原子的核磁矩和研究核结构的直接而又准确的方法，也是精确测量磁场的重要方法之一。

核磁共振实验仪可以证实原子核磁矩的存在及测量原子核磁矩的大小，由此推导出原子

核的 g 因子、旋磁比 γ 及核磁矩 μ，验证共振频率与磁场的关系 $2\pi\nu_0 = \gamma B_0$。核磁共振实验是近代物理实验中具有代表性的重要实验。

一、实验目标

1. 知识目标

1）了解核磁共振的原理及基本特点。

2）测定 H 核的 g 因子、旋磁比 γ 及核磁矩 μ。

3）观察 F 的核磁共振现象。测定 F 核的 g 因子、旋磁比 γ 及核磁矩 μ。

4）改变振荡幅度，观察共振信号幅度与振荡幅度的关系，从而了解饱和过程。

5）通过变频扫场，观察共振信号与扫场频率的关系，从而了解消除饱和的方法。

2. 能力目标

1）通过核磁共振实验，进一步提高学生的实验技能。

2）核磁共振在医学领域的应用较广，让学生感悟到格物致和、学以致用，提高学生理论联系实际的应用能力。

3. 价值目标

1）引导学生设计数据记录表格，规范记录数据，合理处理数据，培养学生良好的实验习惯和综合素养。

2）了解近代物理实验，学习当前先进的科学知识，培养学生与时俱进的学习习惯。

二、实验仪器

边限振荡器核磁共振实验仪、信号检测器、匀强磁场组件和观测试剂等四个主体部分组成。

三、实验原理

下面我们以氢核为主要研究对象来介绍核磁共振的基本原理和观测方法。氢核虽然是最简单的原子核，但同时也是目前在核磁共振应用中最常见和最有用的核。

1. 核磁共振的量子力学描述

（1）单个核的磁共振　通常将原子核的总磁矩在其角动量 L 方向上的投影 μ 称为核磁矩，它们之间的关系通常写成

$$\mu = \gamma L$$

或

$$\mu = g\frac{e}{2m_p}L \qquad (4\text{-}19\text{-}1)$$

式中，$\gamma = g\dfrac{e}{2m_p}$ 称为旋磁比；e 为电子电荷；m_p 为质子质量；g 为朗德因子。

按照量子力学，原子核角动量的大小由下式决定

$$L = I\hbar \qquad (4\text{-}19\text{-}2)$$

式中，$\hbar = \dfrac{h}{2\pi}$，h 为普朗克常数；I 为核的自旋量子数，可以取 $I = 0,\ \dfrac{1}{2},\ 1,\ \dfrac{3}{2},\ \cdots$。

把氢核放入外磁场 $\boldsymbol{B}$ 中，可以取坐标轴 z 方向为 $\boldsymbol{B}$ 的方向。核的角动量在 $\boldsymbol{B}$ 方向上的投影值由下式决定

$$L_B = m\hbar \qquad (4\text{-}19\text{-}3)$$

式中，m 称为磁量子数，可以取 $m = I$，$I-1$，$\cdots$，$-(I-1)$，$-I$。核磁矩在 $\boldsymbol{B}$ 方向上的投影值为

$$\mu_B = g\frac{e}{2m_p}L_B = g\left(\frac{eh}{2m_p}\right)m$$

将它写为

$$\mu_B = g\mu_N m \qquad (4\text{-}19\text{-}4)$$

式中，$\mu_N = 5.050787 \times 10^{-27}\,\mathrm{J \cdot T^{-1}}$ 称为核磁子，是核磁矩的单位。

磁矩为 $\boldsymbol{\mu}$ 的原子核在恒定磁场 $\boldsymbol{B}$ 中具有的势能为

$$E = -\boldsymbol{\mu} \cdot \boldsymbol{B} = -\mu_B B = -g\mu_N m B$$

任何两个能级之间的能量差为

$$\Delta E = E_{m1} - E_{m2} = -g\mu_N B(m_1 - m_2) \qquad (4\text{-}19\text{-}5)$$

考虑最简单的情况：对氢核而言，自旋量子数 $I = \frac{1}{2}$，所以磁量子数 m 只能取两个值，即 $m = \frac{1}{2}$ 和 $m = -\frac{1}{2}$。磁矩在外场方向上的投影也只能取两个值，如图 4-19-1a 所示，与此相对应的能级如图 4-19-1b 所示。

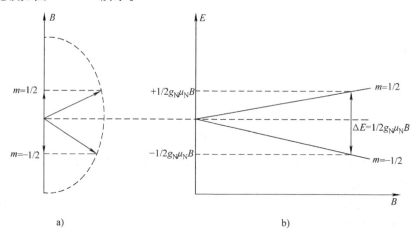

图 4-19-1 氢核能级在磁场中的分裂

根据量子力学中的选择定则，只有 $\Delta m = \pm 1$ 的两个能级之间才能发生跃迁，这两个跃迁能级之间的能量差为

$$\Delta E = g\mu_N B \qquad (4\text{-}19\text{-}6)$$

由这个公式可知：相邻两个能级之间的能量差 ΔE 与外磁场 $\boldsymbol{B}$ 的大小成正比，磁场越强，则两个能级分裂也越大。

如果实验时外磁场为 $\boldsymbol{B}_0$，在该稳恒磁场区域又叠加一个电磁波作用于氢核，如果电磁波的能量 $h\nu_0$ 恰好等于这时氢核两能级的能量差 $g\mu_N B_0$，即

$$h\nu_0 = g\mu_N B_0 \qquad (4\text{-}19\text{-}7)$$

则氢核就会吸收电磁波的能量，由 $m = \frac{1}{2}$ 的能级跃迁到 $m = -\frac{1}{2}$ 的能级，这就是核磁共振吸收现象。式（4-19-7）就是核磁共振条件。为了应用上的方便，常写成

$$\nu_0 = \left(\frac{g\mu_N}{h} \right) B_0, \quad 即 \ \omega_0 = \gamma B_0 \tag{4-19-8}$$

式中，ω_0 为核磁进动的角频率。

（2）核磁共振信号的强度　　上面讨论的是单个的核放在外磁场中的核磁共振理论。但实验中所用的样品是大量同类核的集合。如果处于高能级上的核数目与处于低能级上的核数目没有差别，则在电磁波的激发下，上下能级上的核都要发生跃迁，并且跃迁几率是相等的，吸收能量等于辐射能量，这样我们就观察不到任何核磁共振信号。只有当低能级上的原子核数目大于高能级上的核数目。吸收能量比辐射能量多时，才能观察到核磁共振信号。在热平衡状态下，核数目在两个能级上的相对分布由玻耳兹曼因子决定，满足关系

$$\frac{N_1}{N_2} = \exp\left(-\frac{\Delta E}{kT} \right) = \exp\left(-\frac{g\mu_N B_0}{kT} \right) \tag{4-19-9}$$

式中，N_1 为低能级上的核数目；N_2 为高能级上的核数目；ΔE 为上下能级间的能量差；k 为玻耳兹曼常数；T 为热力学温度。当 $g\mu_N B_0 \ll kT$ 时，上式可以近似写成

$$\frac{N_1}{N_2} = 1 - \frac{g\mu_N B_0}{kT} \tag{4-19-10}$$

上式说明，低能级上的核数目比高能级上的核数目略微多一点。对氢核来说，如果实验温度 $T = 300\text{K}$，外磁场 $B_0 = 1\text{T}$，则

$$\frac{N_2}{N_1} = 1 - 6.75 \times 10^{-6} \ 或 \frac{N_1 - N_2}{N_1} \approx 7 \times 10^{-6}$$

这说明，在室温下，每百万个低能级上的核比高能级上的核大约只多出 7 个。这就是说，在低能级上参与核磁共振吸收的每一百万个核中只有 7 个核的核磁共振吸收未被共振辐射所抵消。所以核磁共振信号非常微弱，检测如此微弱的信号，需要高质量的接收器。

由式（4-19-10）可以看出，温度越高，粒子差数越小，对观察核磁共振信号越不利。外磁场 B_0 越强，粒子差数越大，越有利于观察核磁共振信号。一般核磁共振实验要求磁场强一些，其原因就在这里。另外，要想观察到核磁共振信号，仅仅磁场强一些还不够，磁场在样品范围内还应高度均匀，否则磁场多么强也观察不到核磁共振信号。原因之一是，核磁共振信号由式（4-19-7）决定，如果磁场不均匀，则样品内各部分的共振频率不同。对某个频率的电磁波，将只有少数核参与共振，结果信号被噪声所淹没，难以观察到核磁共振信号。

2. 核磁共振的经典力学描述

以下从经典理论来讨论核磁共振问题。把经典理论核矢量模型用于微观粒子是不严格的，但是它对某些问题可以做一定的解释。数值上不一定正确，但可以给出一个清晰的物理图像，帮助我们了解问题的实质。

单个核的拉摩尔进动：我们知道，如果陀螺不旋转，当它的轴线偏离竖直方向时，在重力作用下，它就会倒下来。但是如果陀螺本身做自转运动，它就不会倒下而绕着重力方向做进动，如图 4-19-2 所示。

由于原子核具有自旋和磁矩，所以它在外磁场中的行为同陀螺在重力场中的行为是完全一样的。设核的角动量为 L，磁矩为 μ，外磁场为 B，由经典理论可知

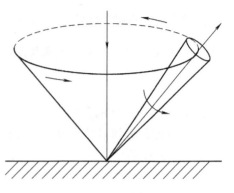

$$\frac{\mathrm{d}L}{\mathrm{d}t} = \mu \times B \qquad (4\text{-}19\text{-}11)$$

由于，$\mu = \gamma L$，所以有

$$\frac{\mathrm{d}\mu}{\mathrm{d}t} = \lambda(\mu \times B) \qquad (4\text{-}19\text{-}12)$$

写成分量的形式则为

图 4-19-2　陀螺的进动

$$\begin{cases} \dfrac{\mathrm{d}\mu_x}{\mathrm{d}t} = \gamma(\mu_y B_z - \mu_z B_y) \\[2mm] \dfrac{\mathrm{d}\mu_y}{\mathrm{d}t} = \gamma(\mu_z B_x - \mu_x B_z) \\[2mm] \dfrac{\mathrm{d}\mu_z}{\mathrm{d}t} = \gamma(\mu_x B_y - \mu_y B_x) \end{cases} \qquad (4\text{-}19\text{-}13)$$

若设稳恒磁场为 B_0，且 z 轴沿 B_0 方向，即 $B_x = B_y = 0$，$B_z = B_0$，则上式将变为

$$\begin{cases} \dfrac{\mathrm{d}\mu_x}{\mathrm{d}t} = \gamma\mu_y B_0 \\[2mm] \dfrac{\mathrm{d}\mu_y}{\mathrm{d}t} = -\gamma\mu_x B_0 \\[2mm] \dfrac{\mathrm{d}\mu_z}{\mathrm{d}t} = 0 \end{cases} \qquad (4\text{-}19\text{-}14)$$

由此可见，磁矩分量 μ_z 是一个常数，即磁矩 μ 在 B_0 方向上的投影将保持不变。将式 (4-19-14) 的第一式对 t 求导，并把第二式代入有

$$\frac{\mathrm{d}^2\mu_x}{\mathrm{d}t^2} = \gamma B_0 \frac{\mathrm{d}\mu_y}{\mathrm{d}t} = -\gamma^2 B_0^2 \mu_x$$

上式也可以写为

$$\frac{\mathrm{d}^2\mu_x}{\mathrm{d}t^2} + \gamma^2 B_0^{\,2}\mu_x = 0 \qquad (4\text{-}19\text{-}15)$$

这是一个简谐运动方程，其解为 $\mu_x = A\cos(\gamma B_0 t + \varphi)$，由式 (4-19-14) 的第一式得到

$$\mu_y = \frac{1}{\gamma B_0}\frac{\mathrm{d}\mu_x}{\mathrm{d}t} = -\frac{1}{\gamma B_0}\gamma B_0 A\sin(\gamma B_0 t + \varphi) = -A\sin(\gamma B_0 t + \varphi)$$

以 $\omega_0 = \gamma B_0$ 代入，有

$$\begin{cases} \mu_x = A\cos(\omega_0 t + \varphi) \\[2mm] \mu_y = -A\sin(\omega_0 t + \varphi) \\[2mm] \mu_L = \sqrt{(\mu_x + \mu_y)^2} = A = 常数 \end{cases} \qquad (4\text{-}19\text{-}16)$$

由此可知，核磁矩 μ 在稳恒磁场中的运动特点是：它围绕外磁场 B_0 做进动，进动的角频率为 $\omega_0 = \gamma B_0$，和 μ 与 B_0 之间的夹角 θ 无关；它在 xy 平面上的投影 μ_L 是常数；它在外

磁场 $\boldsymbol{B}_0$ 方向上的投影 μ_z 为常数。其运动图像如图 4-19-3 所示。

现在来研究如果在与 $\boldsymbol{B}_0$ 垂直的方向上加一个旋转磁场 $\boldsymbol{B}_1$，且 $B_1 \ll B_0$，会出现什么情况。如果这时再在垂直于 $\boldsymbol{B}_0$ 的平面内加上一个弱的旋转磁场 $\boldsymbol{B}_1$，$\boldsymbol{B}_1$ 的角频率和转动方向与磁矩 $\boldsymbol{\mu}$ 的进动角频率和进动方向都相同，如图 4-19-4 所示。这时，核磁矩 $\boldsymbol{\mu}$ 除了受到 $\boldsymbol{B}_0$ 的作用之外，还要受到旋转磁场 $\boldsymbol{B}_1$ 的影响。也就是说 $\boldsymbol{\mu}$，除了要围绕 $\boldsymbol{B}_0$ 进动之外，还要绕 $\boldsymbol{B}_1$ 进动。所以 $\boldsymbol{\mu}$ 与 $\boldsymbol{B}_0$ 之间的夹角 θ 将发生变化。由核磁矩的势能

$$E_{\mathrm{p}} = -\boldsymbol{\mu} \cdot \boldsymbol{B} = -\mu B_0 \cos\theta \tag{4-19-17}$$

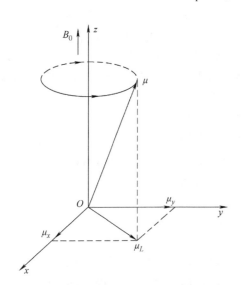

图 4-19-3　磁矩在外磁场中的进动

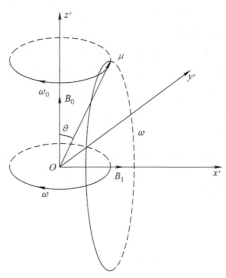

图 4-19-4　转动坐标系中的进动磁矩

可知，θ 的变化意味着核的能量状态变化。当 θ 值增加时，核要从旋转磁场 $\boldsymbol{B}_1$ 中吸收能量。这就是核磁共振。产生共振的条件为

$$\omega = \omega_0 = \gamma B_0 \tag{4-19-18}$$

这一结论与量子力学得出的结论完全一致。

如果旋转磁场 $\boldsymbol{B}_1$ 的转动角频率 ω 与核磁矩 $\boldsymbol{\mu}$ 的进动角频率 ω_0 不相等，即 $\omega \neq \omega_0$，则角度 θ 的变化不显著。平均说来，θ 角的变化为零。原子核没有吸收磁场的能量，因此就观察不到核磁共振信号。

布洛赫方程：

上面讨论的是单个核的核磁共振。但我们在实验中研究的样品不是单个核磁矩，而是由这些磁矩构成的磁化强度矢量 $\boldsymbol{M}$。另外，我们研究的系统并不是孤立的，而是与周围物质有一定的相互作用。只有全面考虑了这些问题，才能建立起核磁共振的理论。

因为磁化强度矢量 $\boldsymbol{M}$ 是单位体积内核磁矩 $\boldsymbol{\mu}$ 的矢量和，所以有

$$\frac{\mathrm{d}\boldsymbol{M}}{\mathrm{d}t} = \gamma(\boldsymbol{M} \times \boldsymbol{B}) \tag{4-19-19}$$

它表明，磁化强度矢量 $\boldsymbol{M}$ 围绕着外磁场 $\boldsymbol{B}_0$ 做进动，进动的角频率 $\omega = \gamma B$。现在假定外磁场 $\boldsymbol{B}_0$ 沿着 z 轴方向，再沿着 x 轴方向加上一射频场，满足关系为

$$\boldsymbol{B}_1 = 2B_1 \cos(\omega t) \boldsymbol{e}_x \tag{4-19-20}$$

式中，e_x 为 x 轴上的单位矢量；$2B_1$ 为振幅。这个线偏振场可以看作是左旋圆偏振场和右旋圆偏振场的叠加，如图 4-19-5 所示。

在这两个圆偏振场中，只有当圆偏振场的旋转方向与进动方向相同时才起作用。所以对于 γ 为正的系统，起作用的是顺时针方向的圆偏振场，即

$$M_z = M_0 = \chi_0 H_0 = \frac{\chi_0 B_0}{\mu_0}$$

式中，χ_0 是静磁化率；μ_0 为真空中的磁导率；M_0 是自旋系统与晶格达到热平衡时自旋系统的磁化强度。

原子核系统吸收了射频场能量之后，处于高能态的粒子数目增多，亦使得 $M_z < M_0$，偏离了热平衡状态。由于自旋与晶格的相互作用，晶格将吸收核的能量，使原子核跃迁到低能态而向热平衡过渡。表示这个过渡的特征时间称为纵向弛豫时间，用 t_1 表示（它反映了沿外磁场方向上磁化强度矢量的大小 M_z 恢复到平衡值 M_0 所需时间的大小）。考虑了纵向弛豫作用后，假定 M_z 向平衡值 M_0 过渡的速度与 M_z 偏离 M_0 的程度（$M_0 - M_z$）成正比，即有

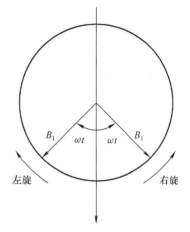

图 4-19-5　线偏振磁场分解为圆偏振磁场

$$\frac{\mathrm{d}M_z}{\mathrm{d}t} = -\frac{M_z - M_0}{t_1} \tag{4-19-21}$$

此外，自旋与自旋之间也存在相互作用，M 的横向分量也要由非平衡态时的 M_x 和 M_y 向平衡态时的值 $M_x = M_y = 0$ 过渡，表征这个过程的特征时间为横向弛豫时间，用 t_2 表示。与 M_z 类似，可以假定

$$\begin{cases} \dfrac{\mathrm{d}M_x}{\mathrm{d}t} = \dfrac{M_x}{t_2} \\ \dfrac{\mathrm{d}M_y}{\mathrm{d}t} = -\dfrac{M_y}{t_2} \end{cases} \tag{4-19-22}$$

前面分别分析了外磁场和弛豫过程对核磁化强度矢量 M 的作用。当上述两种作用同时存在时，描述核磁共振现象的基本运动方程为

$$\frac{\mathrm{d}M}{\mathrm{d}t} = \gamma(M \times B) - \frac{1}{t_2}(M_x i + M_y j) - \frac{M_z - M_0}{t_1} k \tag{4-19-23}$$

该方程称为布洛赫方程。式中，i、j、k 分别是 x、y、z 方向上的单位矢量。

值得注意的是，式中 B 是外磁场 B_0 与线偏振场 B_1 的叠加。其中，$B_0 = B_0 k$，$B_1 = B_1\cos(\omega t)i - B_1\sin(\omega t)j$，$M \times B$ 的三个分量是

$$\begin{cases} (M_y B_0 + M_z B_1 \sin\omega t)i \\ (M_z B_1 \cos\omega t - M_x B_0)j \\ (-M_x B_1 \sin\omega t - M_y B_1 \cos\omega t)k \end{cases} \tag{4-19-24}$$

这样，布洛赫方程写成分量形式即为

$$\begin{cases} \dfrac{\mathrm{d}M_x}{\mathrm{d}t} = \gamma(M_y B_0 + M_z B_1 \sin\omega t) - \dfrac{M_x}{t_2} \\[2mm] \dfrac{\mathrm{d}M_y}{\mathrm{d}t} = \gamma(M_z B_1 \cos\omega t - M_x B_0) - \dfrac{M_y}{t_2} \\[2mm] \dfrac{\mathrm{d}M_z}{\mathrm{d}t} = -\gamma(M_x B_1 \sin\omega t + M_y B_1 \cos\omega t) - \dfrac{M_z - M_0}{t_1} \end{cases} \tag{4-19-25}$$

在各种条件下来解布洛赫方程,可以解释各种核磁共振现象。一般来说,布洛赫方程中含有 $\cos\omega t$、$\sin\omega t$ 这些高频振荡项,解起来很麻烦。如果我们能对它做一坐标变换,把它变换到旋转坐标系中去,解起来就容易得多。

如图 4-19-6 所示,取新坐标系 $x'y'z'$,z' 与原来的实验室坐标系中的 z 重合,旋转磁场 $\boldsymbol{B}_1$ 与 x' 重合。显然,新坐标系是与旋转磁场以同一频率 ω 转动的旋转坐标系。图中 $\boldsymbol{M}_\perp$ 是 $\boldsymbol{M}$ 在垂至于恒定磁场方向上的分量,即 $\boldsymbol{M}$ 在 xy 平面内的分量,设 u 和 v 是 $\boldsymbol{M}_\perp$ 在 x' 和 y' 方向上的分量的大小,则

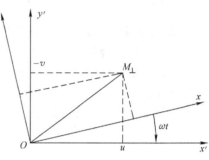

图 4-19-6 旋转坐标系

$$\begin{cases} M_x = u\cos\omega t - v\sin\omega t \\ M_y = -v\cos\omega t - u\sin\omega t \end{cases}$$

把它们代入式(4-19-25)式即得

$$\begin{cases} \dfrac{\mathrm{d}u}{\mathrm{d}t} = -(\omega_0 - \omega)v - \dfrac{u}{T_2} \\[2mm] \dfrac{\mathrm{d}v}{\mathrm{d}t} = (\omega_0 - \omega)u - \dfrac{v}{T_2} - \gamma B_1 M_z \\[2mm] \dfrac{\mathrm{d}M_z}{\mathrm{d}t} = \dfrac{M_0 - M_z}{T_1} + \gamma B_1 v \end{cases} \tag{4-19-26}$$

式中,$\omega_0 = \gamma B_0$。上式表明,M_z 的变化是 v 的函数而不是 u 的函数。而 M_z 的变化表示核磁化强度矢量的能量变化,所以 v 的变化反映了系统能量的变化。

从式(4-19-26)可以看出,它已经不包括 $\cos\omega t$、$\sin\omega t$ 这些高频振荡项了。但要严格求解仍是相当困难的。通常是根据实验条件来进行简化。如果磁场或频率的变化十分缓慢,则可以认为 u、v、M_z 都不随时间发生变化,$\dfrac{\mathrm{d}u}{\mathrm{d}t} = 0$,$\dfrac{\mathrm{d}v}{\mathrm{d}t} = 0$,$\dfrac{\mathrm{d}M_z}{\mathrm{d}t} = 0$,即系统达到稳定状态,此时式(4-19-26)的解称为稳态解,即

$$\begin{cases} u = \dfrac{\gamma B_1 t_2^2 (\omega_0 - \omega) M_0}{1 + t_2^2 (\omega_0 - \omega)^2 + \gamma^2 B_1^2 t_1 t_2} \\[3mm] v = \dfrac{\gamma B_1 M_0 t_2}{1 + t_2^2 (\omega_0 - \omega)^2 + \gamma^2 B_1^2 t_1 t_2} \\[3mm] M_z = \dfrac{[1 + t_2^2 (\omega_0 - \omega)] M_0}{1 + t_2^2 (\omega_0 - \omega)^2 + \gamma^2 B_1^2 t_1 t_2} \end{cases} \tag{4-19-27}$$

根据式(4-19-27)中前两式可以画出 u 和 v 随 ω 而变化的函数关系曲线。根据曲线知道,当外加旋转磁场 $\boldsymbol{B}_1$ 的角频率 ω 等于 $\boldsymbol{M}$ 在磁场 $\boldsymbol{B}_0$ 中的进动角频率 ω_0 时,吸收信号最

强，即出现共振吸收现象。

3. 结果分析

由上面得到的布洛赫方程的稳态解可以看出，稳态共振吸收信号有几个重要特点：

1）当 $\omega = \omega_0$ 时，v 值为极大，可以表示为 $v_{极大} = \dfrac{\gamma B_1 t_2 M_0}{1 + \gamma^2 B_1^2 t_1 t_2}$，可见，当 $B_1 = \dfrac{1}{\gamma (t_1 t_2)^{1/2}}$ 时，v 达到最大值，即 $v_{max} = \dfrac{1}{2}\sqrt{\dfrac{t_2}{t_1}}M_0$，由此表明，吸收信号的最大值并不是要求 B_1 无限的弱，而是要求它有一定的大小。

2）当共振时 $\Delta\omega = \omega_0 - \omega = 0$，吸收信号的表示式中包含有 $S = \dfrac{1}{1 + \gamma B_1^2 t_1 t_2}$ 项，也就是说，当 B_1 增加时，S 值减小，这意味着自旋系统吸收的能量减少，相当于高能级部分地被饱和，所以人们称 S 为饱和因子。

实际的核磁共振吸收不是只发生在由式（4-19-7）所决定的单一频率上，而是发生在一定的频率范围内，即谱线有一定的宽度。通常把吸收曲线半高度的宽度所对应的频率间隔称为共振线宽。由于弛豫过程造成的线宽称为本征线宽，所以外磁场 $\boldsymbol{B}_0$ 不均匀也会使吸收谱线加宽。由式（4-19-27）可以看出，吸收曲线半宽度为

$$\omega_0 - \omega = \dfrac{1}{T_2(1 - \gamma^2 B_1^2 t_1 t_2^{1/2})} \tag{4-19-28}$$

可见，线宽主要由 t_2 值决定，所以横向弛豫时间是线宽的主要参数。

图 4-19-7a 所示的是 $CuSO_4$、甘油、氟、纯水在不同振荡幅度下信号的变化，并同时表示了在多次共振的状态下前次共振对下次的影响。扫场时间周期和弛豫时间对共振信号幅度的关系如图 4-19-7b。

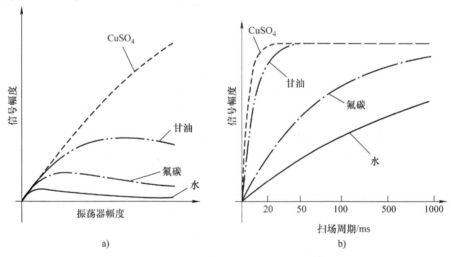

图 4-19-7　共振信号幅度与振荡幅度、扫荡周期的关系
a）振荡幅度和信号幅度的关系　b）信号幅度和扫场周期的关系

四、实验内容

1. 观察水中 H 核的共振信号

用红黑连线将实验仪的"扫场输出"与匀强磁场组件的"扫场输入"对应连接起来；

用短 Q9 线将信号检测器左侧板的"探头接口"与匀强磁场组件的"探头"Q9 连接；将信号检测器的"共振信号"连接到示波器的"CH2"通道；将实验仪的"同步信号"连接到示波器的"外触发"接口。

打开电源，将 1% 的 $CuSO_4$ 样品放入"试剂探头"插孔内（需保证试剂已经放入到插孔的底部），此时样品就处于磁场的中心位置。调节振荡幅度在 150~250 之间。调节振荡线圈频率的粗调旋钮，让频率逐步增大（或减小），当观测到有共振信号出现后，再改用细调旋钮，直到出现最佳的三峰等间隔为止。

当共振频率略高于振荡频率、共振磁场小于磁铁磁场时，共振信号如图 4-19-8a 所示；相反，共振磁场大于磁铁磁场时共振信号如图 4-19-8b。当振荡频率等于共振率时，共振信号如图 4-19-8a 所示，此时称为三峰等间隔。此时实验仪显示的频率即为 H 核的共振频率。

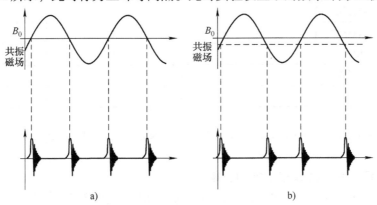

图 4-19-8 共振磁场与磁铁磁场之间的关系图
a）共振磁场等于磁场铁磁场 b）共振磁场小于磁铁磁场

2. 测量 H 核的 g 因子、旋磁比 γ、核磁矩 μ

按照实验一的连接方法和调节方法，先以 1% 的 $CuSO_4$ 样品为测试试剂，记录共振频率于表 4-19-1 中。

由式（4-19-8）可得

$$g = \frac{v_0/B_0}{\mu_N/h} = \frac{\gamma/2\pi}{\mu_N/h}$$

由此可计算 H 核的 g 因子和旋磁比 γ。再根据式（4-19-1）和式（4-19-2），并参考本实验后面的附表，可得到核磁矩 μ。

更换其他实验样品，调节其共振频率，记录于表 4-19-1 中。

需要注意的是，要观测到纯水的共振信号，应将振荡幅度调节到足够低（最好小于 100mV），其他的试剂振荡幅度可调到 150~250mV。

表 4-19-1 不同试剂测量的 H 核的 g 因子、旋磁比 γ 和核磁矩 μ

试剂类别	共振频率 ν_0	振荡幅度	g 因子	旋磁比 γ	核磁矩 μ
硫酸铜					
三氯化铁					
氯化锰					
丙三醇					
纯水					

3. 改变振荡器振荡幅度观察 H 核的饱和现象

依次将下面表 4-19-2 中的试剂放入试剂插孔内，调节振荡频率，使之出现合适的共振信号。然后改变振荡器幅度，从示波器上读出共振信号幅度，记录于表 4-19-2 中（表 4-19-2 中的振荡幅度只是参考值，实验中可以根据实际显示的数值进行记录），并得到各种试剂的共振信号幅度和振荡器幅度的关系曲线，和图 4-19-7a 的曲线进行比较。

饱和现象是指共振信号的幅度达到最大的过程。

表 4-19-2　振荡器振荡幅度和共振信号幅度关系表

振荡幅度/V		0.06	0.1	0.15	0.2	0.25	0.3
共振信号幅度/V	试剂类别						
	硫酸铜						
	三氯化铁						
	氯化锰						
	丙三醇						
	纯水						

注意：在调节振荡幅度的时候，振荡频率也会发生一定变化，这就需要随时调整振荡频率，使得共振信号一直处于最佳位置。

4. 改变扫场频率观察 H 核的饱和现象

以纯水试剂为观测样品（也可以用其他试剂），调节振荡频率，使之出现合适的共振信号。然后开始调节扫场电源的扫场频率和扫场速度，并观察共振信号的幅度随扫场频率增减的变化关系。了解变频扫场对饱和效应的影响（用长余辉示波器或数字记忆示波器更便于观察变频扫场的饱和现象）。

5. 观察 F 核磁共振信号，测量 F 核的 g 因子、旋磁比 γ、核磁矩 μ

将氟样品放入匀强磁场组件的试剂插孔中，调节振荡幅度在 $0.1 \sim 1.0 \mathrm{mV}$ 之间。然后按照 H 核的共振信号调节方法（第 2 项实验）调出共振信号，并调节至三峰等间隔。记录共振频率，并计算 F 核的 g 因子、旋磁比 γ 及核磁矩 μ。

通过改变振荡幅度和扫场频率，观测 F 核共振信号的饱和现象。

附表：

元素	丰度（%）	自旋素 I	回旋频率/MHz·T^{-1}
^{1}H	99.9	1/2	42.577
^{19}F	100	1/2	40.055

普朗克常数：$h = 6.626 \times 10^{-34} \mathrm{J \cdot s}$

五、注意事项

1）均匀磁场组件内部为强磁铁，不得将铁磁物质置于均匀磁场内部。

2）实验试剂的使用要轻拿轻放，避免损坏。

3）均匀磁场组件上的螺钉不得随意拧动，否则将影响实验效果。

六、分析与思考

1）核磁共振对磁场有何要求，为什么？

2）对扫描线圈有何要求？

实验二十　人耳听觉听阈实验研究

一切自然科学的最后目的，就是把自己变成力学。

——亥姆霍兹

赫尔曼·路德维希·斐迪南德·冯·亥姆霍兹简介：

亥姆霍兹是德国物理学家、数学家、生理学家、心理学家。1821 年 8 月 31 日生于柏林波茨坦，中学毕业后由于经济上的原因未能进大学，毕业后在军队服役 8 年，获得公费进了在柏林的王家医学科学院学习。1842 年获医学博士学位后，被任命为波茨坦驻军军医。这期间他开始研究生理学特别是感觉生理学。1847 年他在德国物理学会发表了关于力的守恒讲演，在科学界赢得很大声望，次年担任了柯尼斯堡大学生理学副教授。亥姆霍兹在这次讲演中，第一次以数学方式提出能量守恒定律。在科学界赢得很大的声望，从而第二年被特许从军队退役，担任柯尼斯堡大学的生理学副教授。他利用共鸣器（称亥姆霍兹共鸣器）分离并加强声音的谐音。1863 年出版了他的巨著《音调的生理基础》。1868 年亥姆霍兹研究方向转向物理学，于 1871 年任柏林大学物理学教授。亥姆霍兹一生的研究领域十分广泛，除物理学外，在生理光学和声学、数学、哲学诸方面都做出了重大贡献。他测定了神经脉冲的速度，重新提出托马斯·杨的三原色视觉说，研究了音色、听觉和共鸣理论，发明了验目镜、角膜计、立体望远镜。

一、实验目标

1. 知识目标

1）掌握听觉听阈的测量方法。

2）了解人耳的痛阈曲线（必须在老师的辅导下完成）。

2. 能力目标

通过实验加深对声强级、响度级和等响曲线的认识，培养学生的动手能力、分析问题和解决问题的能力。

3. 价值目标

1）通过对人耳听阈现象的观察，引导学生透过现象看本质。

2）学生通过对仪器的不断调节，应体会到科学实验既要细心又要耐心。

二、实验仪器

听觉听阈曲线测量实验仪、全频带头戴式耳机、半对数坐标纸等。

人耳听觉听阈测量实验仪由信号发生器、功率放大电路、频率计、数字声强指示表（dB 表）等组成。

三、实验原理

声强级、响度级和等响曲线（包含听阈曲线和痛阈曲线）

能够在听觉器官引起声音感觉的波动称为声波，其频率范围通常为 20～20000Hz。描述声波能量的大小常用声强和声强级两个物理量。声强是单位时间内通过垂直于声波传播方向的单位面积的声波能量，用符号 I 来表示，其单位为 W/m。声强级是声强的对数标度，它是根据人耳对声音强弱变化的分辨能力来定义的，用符号 L 来表示，其单位为分贝（dB），L 与 I 的关系为

$$L = 10\lg\frac{I}{I_0} \tag{4-20-1}$$

式中，规定 $I_0 = 10^{-12}\mathrm{W/cm}$，频率为 1000Hz。

人耳对声音强弱的主观感觉称为响度。一般来说，它随着声强的增大而增加，但两者不是简单的线性关系，因为还与频率有关，不同频率的声波在人耳中引起相等的响度时，它们的声强（或声强级）并不相等。在医学物理学中，用响度级这一物理量来描述人耳对声音强弱的主观感觉，其单位为方（phon），它是选取频率为 1000Hz 的纯音为基准声音，并规定它的响度级在数值上等于其声强级的数值（但是单位不相同），然后将被测的某一频率声音与此基准声音比较，若该被测声音听起来与基准音的某一声强级一样响，则该基准音的响度级就是该声音的响度级。例如：频率为 100Hz、声强级为 72dB 的声音，与 1000Hz、声强级为 60dB 的基准声音等响，则频率为 100Hz、声强为 72dB 的声音的响度级为 60phon；1000Hz、40dB 的声音的响度级为 40phon。以频率的常用对数为横坐标，声强级为纵坐标，绘出不同频率的声音与 1000Hz 的标准声音等响时的声强级与频率的关系曲线，得到的曲线称为等响曲线。图 4-20-1 表示正常人耳的等响曲线。

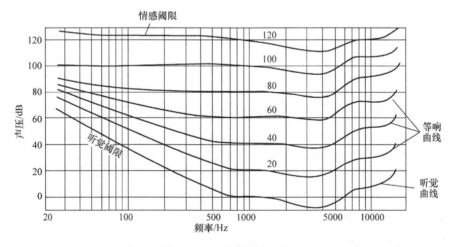

图 4-20-1 人耳等响曲线

引起听觉的声音不仅在频率上有一定范围，而且在声强上也有一定范围。对于任意在人耳听觉范围内的频率（20～20000Hz）来说，声强还必须达到某一数值才能引起人耳听觉。能引起听觉的最小声强叫作听阈，不同频率的声波其听阈不同，听阈与频率的关系曲线叫作听阈曲线。随着声强的增大，人耳感到声音的响度也提高了，当声强超过某一最大值时，声

音在人耳中会引起痛觉，这个最大声强称为痛阈。不同频率的声波其痛阈也不同，痛阈与频率的关系曲线叫作痛阈曲线。由图 4-20-1 可知，听阈曲线即为响度级为 0phon 的等响曲线，痛阈曲线则为响度级为 120phon 的等响曲线。在临床上常用听力计测定病人对各种频率声音的听阈值，与正常人的听阈值进行比较，借以诊断病人的听力是否正常。

四、实验内容

1）熟悉听觉实验仪面板上的各键功能，接通电源，打开电源开关，指示灯亮，预热 5min。

2）在面板上将耳机插入，把仪器各选择开关按到选定位置。

3）被测者戴上耳机，背向主试人（医生）和仪器（或各人自行测试）。

4）测量。

① 按说明要求选择测量频率（仪器初始为 1000Hz）。

② 调节"衰减"旋钮（衰减粗调和微调二个旋钮），使声强指示为 0dB。调节"校准"旋钮，使被测者刚好听到 1000Hz 的声音（整个听阈测量实验内"校准"旋钮不能再调节）。

③ 选定一个测量频率，用渐增法测定：将"衰减"旋钮调至听不到声音开始，逐渐减小衰减量（可交替调节粗调和微调），当被测人刚听到声音时主试人（或自己）停止减小衰减量，此时的声强（或声强级）为被测人在此频率的听阈，其衰减分贝数用 L_1 表示。

④ 同一个频率用渐减法测定：步骤基本同③，只是将"衰减"旋钮先调在听得到声音处，然后再开始逐渐增大衰减量，直到刚好听不到声音时为止，与步骤③一样，对相应同一频率的声音，可得到相同的听觉阈值，其衰减分贝数用 L_2 表示。

⑤ 令 $L_{测} = (L_1 + L_2)/2$（负值）——所测频率衰减分贝数的平均值（相对声强）。

⑥ 改变频率，重复步骤①～⑤，分别对 64Hz、128Hz、256Hz 等 9 个不同的频率进行测量，得到右耳或左耳 9 个点的听阈，连起来便是听阈曲线。

5）作听阈曲线：将实验数据填入表 4-20-1 中。

以频率的常用对数为横坐标（并分别注明测试点的频率值），声强级值为纵坐标，在计算纸上用上面所得数据定点，连起来便为听阈曲线。

表 4-20-1　听阈曲线测量记录数据表

频率/Hz	64	128	256	512	1k	2k	4k	8k	16k
L_1/dB									
L_2/dB									

数据处理：$L_{测} = (L_1 + L_2)/2$

6）了解痛阈的测量：一般不做，要做可参考听阈测量，必须要有指导老师才能做。仪器已对输出到耳机的声功率进行了衰减，仪器不能输出达到测痛阈时的声强（保护实验学生耳朵不受到损伤），一般调到耳朵感到受不了就可以了（主要是掌握测量原理）。

7）诊断：对照正常曲线给被测者听力进行鉴定。附听力测量等响度分贝刻度表。

五、分析与思考

分析人耳听阈曲线特点。

补充材料1：实验仪器面板简介

人耳听觉听阈测量实验仪由信号发生器、功率放大电路、频率计、数字声强指示表（dB表）等组成。

调节"衰减"旋钮（含粗调和微调）可改变功率，从耳机中得到不同分贝的声音，衰减越多、声强级越小。用此仪器可测量人耳（左或右）对于不同频率、不同声强声音的听觉情况。本测量仪测得的声强（dB）指示是相对值，当测量者在1000Hz时，调节声强，使声强（dB）指示为0（dB），然后调节"校正"旋钮，使自己刚刚能听到，此时声强为0dB。该测量实验仪的声强指示范围为 $-5 \sim 55$dB，只能满足实验室听阈测量。仪器面板如图4-20-2所示。仪器设置键的使用说明：

1）复位键：复位信号频率，仪器设定复位（初始）频率为1000Hz。

2）确认键：进行任何设置后必须按下确认键，设定的频率才能有效输出。仪器对设置频率值进行限制，如设置频率值高于20000Hz，则输出有效频率只能为20000Hz，若设置频率低于20Hz，则输出有效频率只能为20Hz。

3）选位键：频率数字显示有5位，分别为个、拾、百、千、万。选位键能按次序分别选中其中一位，被选中的一位数码管会闪烁，这时只能对闪烁的被选中的位进行修改操作，修改完成后，按下确认键闪烁就会停止，输出有效频率。

4）加1键：对被选中的位的数字进行修改，按下"加1键"，就会对选中的位的数字进行加1，每按1次数字加1，依次改变数字为0~9。

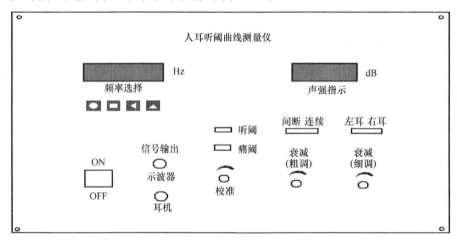

图4-20-2　实验仪器面板图

补充材料2：临床听力测试简介

临床听力测试是诊断和鉴别听力障碍的主要方法，同时也是耳鸣诊断中不可缺少的检查项目。听力测试方法包括主观测听法和客观测听法两大类：

主观测听法：又称行为测听法，主要根据受试者对声音刺激的行为反应来评估听力。行为反应包括口述、举手、按指示灯电钮等，以及其他受试对象主观意识支配的一切行为活动与躯体活动。常用的测试方法有：音叉试验、纯音听阈测试（俗称电测听）及阈上功能检查等。

客观测听法：整个测试过程及测试结果不受被测者主观意识的影响。它不但可以测试传导性耳聋的病变性质，亦可判断感音神经性耳聋的病变部位，即确定病变是在中耳、耳蜗、听神经、脑干或听觉皮质中枢。客观测听法的优点是简便、快速、精确、重复性好，并且可应用于婴幼儿、精神病病人或其他不合作的病人以及法医鉴定等。客观测听法包括声导抗测试法、电反应测听法和耳声发射等。

1. 主观测听法

纯音听阈测试

测听（audiometry）是通过观察、记录和分析受试者对可控的声刺激的反应来了解听觉系统功能状态的检查技术。常用于测听的声信号有：纯音（pure tone）、言语声（speech）、噪声（acoustical noise）、短声（clicking sound）和短纯音（tone burst）等。给声的方式有压耳式耳机（supernatural earphone）、插入式耳机（insert earphone）、骨振器（vibrator）（或称骨导耳机）、扬声器（loudspeaker）或称声场测听（sound field）。声信号通过外耳道、中耳传至内耳的为气导（air conduction，AC），通过振动颅骨传至内耳的为骨导（bone conduction，BC）。听功能障碍的最显著表现是听力丧失或听不到较小的声音。恰能被受试者听到的最小声强值为听阈（hearing threshold）。测定听阈是了解听觉灵敏度的最基本的方法，比较气导听阈和骨导听阈，将纯音听阈和言语听阈、声导抗测试结果、电反应测听结果等进行综合分析，可为耳科疾病、神经科疾病以及心理疾病等的诊断提供依据和参考。

纯音听阈测试通常称为电测听，是通过纯音听力计发出不同频率不同强度的纯音，由被测试者做出听到与否的主观判断来了解其双耳的纯音听阈值的一种主观测试方法。由于纯音听力计的频率可自由选择，强度可随意调节，测试信号可连续而不衰减，所以在临床诊断中应用最为普遍。但因纯音听力测试为主观测试方法，需要被测者主观上高度配合，要通过被测试者的反应来判断听力情况，所以它的缺点是客观性较差，因此不能用于婴幼儿测试。

2. 客观测听

（1）声导抗测试　声导抗测试是客观测听方法之一。它是利用一定声压级的低频纯音导入受试耳外耳道，引起鼓膜、听骨链、卵圆窗、鼓室腔、咽鼓管以及中耳肌肉等结构的振动或变化。由于这些器官、组织的弹性、质量和摩擦力的不同，所探测并显示的声级大小也有不同改变。它不是测定人耳的听阈而是测量人耳中耳声阻抗的变化，这种变化记录后为分析中耳病变提供客观的依据。它不仅可以用来区分中耳病变的不同部位，而且可辅助对听觉神经、脑干及面神经麻痹病变做定位诊断，特别适合于精神病病人、婴幼儿及不合作的受检者，甚至是昏迷病人。这种测试方法不需要严格的隔声设备，仪器灵敏度较高，操作简便，结果客观，有较高的准确性，已经成为临床测听的常规测试方法之一。

（2）耳声发射　耳声发射（otoacoustic emission，OAE）是一种产生于耳蜗、经听骨链及鼓膜传导释放入外耳道的音频能量。它是近年来临床用于听敏度测试的另一种客观方法。耳声发射为耳蜗内可能存在的一种能增强基底膜振动的正反馈声能，也可能来自螺旋器的振动，特别是外毛细胞的伸缩活动及耳蜗中向前波动的声能形成的。诱发耳声发射在健全人中出现率达100%，反应阈与听阈接近，临床上多用于婴幼儿听力筛查及耳蜗聋与蜗后聋的鉴别诊断。

（3）听诱发电位　客观测听的另一种方法为电反应测听法（electrical response eudiometry，ERA）。我们已经知道，当耳受到声音刺激，听觉系统从末梢神经到中枢神经这一通道上会诱发出一系列电位变化，记录这些电位变化的方法叫作电反应测听法。听觉诱发电位

（auditory evoked potential，简称 AEP）和身体其他电位比较起来，显得非常微弱，大小只有几个微伏，因此很难提取。直到出现电子计算机以后，才有可能将这些诱发电位从电波干扰的背景噪声中，通过"叠加"技术而提取出来并加以记录，从而使用于临床。

电反应测听法记录听觉系统末梢的电位叫作耳蜗电图，记录中枢部分的叫脑干电反应和皮质电反应测听。它们可以被用于客观地测定耳聋病人的真实听力，如实地反映听觉传导通路的功能（包括毛细胞、听神经和听中枢的功能），特别适合于婴幼儿、伪聋及精神病病人，但因设备较昂贵，需要有隔音、隔电屏蔽及滤波等条件，所以只有较大医疗单位才有条件购置此种测听设备，因而它的应用受到限制。

实验二十一　多普勒效应

科学不是为了个人荣誉，不是为了私利，而是为人类谋幸福。

——钱三强

克里斯琴·约翰·多普勒简介：

多普勒是奥地利物理学家及数学家。多普勒在萨尔茨堡上完小学然后进入了林茨中学。1822 年他开始在维也纳工学院学习，他在数学方面显示出超常的水平，1825 年他以各科优异的成绩毕业。在这之后他回到萨尔茨堡，在 Salzburg Lyceum 教授哲学，然后去维也纳大学学习高等数学、力学和天文学。多普勒的研究范围还包括光学、电磁学和天文学，他设计和改良了很多实验仪器，例如光学仪器。多普勒才华横溢，创意无限，脑子里充满各种新奇的点子。虽然不是每一个构想都行得通，但往往为未来的新发现提供线索。

著名的多普勒效应首次提出是在 1842 年发表的一篇论文中。多普勒推导出当波源和观察者有相对运动时，观察者接收到的波频会改变。他试图用这个原理来解释双星的颜色变化。虽然多普勒误将光波当作纵波，但多普勒效应这个结论却是正确的。多普勒效应对双星的颜色只有些微的影响，在那个时代，根本没有仪器能够量度出那些变化。不过，从 1845 年开始，便有人利用声波来进行实验。他们让一些乐手在火车上奏出乐音，请另一些乐手在月台上写下火车逐渐接近和离开时听到的音高。实验结果支持多普勒效应的存在。多普勒效应有很多应用，例如天文学家观察到遥远星体光谱的红移现象，可以计算出星体与地球的相对速度；警方可用雷达侦测车速等。

1829 年，多普勒在维也纳大学学习结束，他被任命为高等数学和力学教授助理，他在四年期间发表了四篇数学论文。之后又当过工厂的会计员，然后到了布拉格一所技术中学任教，同时任布拉格理工学院的兼职讲师。到了 1841 年，他才正式成为理工学院的数学教授。多普勒是一位严谨的老师，他曾经被学生投诉考试过于严厉而被学校调查。繁重的教务和沉重的压力使多普勒的健康每况愈下，但他的科学成就使他闻名于世。1850 年，他获委任为维也纳大学物理学院的第一任院长，可是他在三年后的 1853 年 3 月 17 日在意大利的威尼斯去世，年仅 49 岁。

当波源和接收器之间有相对运动时，接收器接收到的波的频率与波源发出的频率不同的现象称为多普勒效应。这一现象由奥地利物理学家多普勒首先发现，故以其名命名。这一现象表现为：当波源和观察者靠近时，观察到的频率增高；当两者分离时，观察到的频率降低。例如：火车入站时，笛声音调较高，火车出站时，音调较低，这就是一种多普勒效应现象。多普勒效应对一切弹性波（如声波、超声波等）和一切电磁波（如光波）都适用，但两者产生的原理不同，结论相似。

多普勒效应在科学研究、工程技术、交通管理、医疗诊断、军事等领域都有十分广泛的应用。例如：原子、分子和离子由于热运动而发射和吸收的光谱线变宽，称为多普勒增宽，在天体物理和受控热核聚变实验装置中，光谱线的多普勒增宽已成为一种分析恒量大气及等离子体物理状态的重要测量和诊断手段。基于多普勒效应原理的雷达系统已广泛应用于导弹、卫星、车辆等运动目标速度的监测。在医学上利用超声波的多普勒效应来检查人体内脏的活动情况，血液的流速等。电磁波（光波）与声波（超声波）的多普勒效应原理是一致的，例如，双频激光干涉测长是光波的多普勒效应应用的典型实例，经细分测长精度达到1nm甚至更高，多普勒效应这一物理现象有着广泛的应用前景。本实验就是研究超声波的多普勒效应，并测量超声速。另外，如果利用多普勒效应将超声探头作为运动传感器，也可以研究物体的运动状态（扩展性实验）。

一、实验目标

1. 知识目标

1）测量超声接收换能器的运动速度与接收频率的关系，验证多普勒效应。

2）用步进电动机控制超声换能器的运动速度，通过测频求出空气中的声速。

2. 能力目标

1）通过实验掌握利用多普勒效应测量物体速度的方法。

2）能正确操作仪器并正确处理实验数据。

3）利用多普勒效应测运动物体的速度（测量物体的匀加速直线运动，验证牛顿第二定律；测量物体的自由落体运动，计算重力加速度；研究简谐振动等）。

3. 价值目标

1）通过验证多普勒效应公式，引导学生利用多普勒效应解决其他物理问题。

2）了解多普勒效应在生活中的应用，让学生体会科学家的重大贡献以及学以致用的意义。

二、实验仪器

多普勒效应综合实验仪（由超声发射器、接收器、导轨、运动小车、支架、光电门、电磁铁、弹簧、滑轮、砝码等组成）。

三、实验原理

根据声波的多普勒效应公式，当声源与接收器之间有相对运动时，接收器接收到的频率 f 为

$$f = \frac{f_0(u + v_1\cos\alpha_1)}{u - v_2\cos\alpha_2} \tag{4-21-1}$$

式中，f_0 为声源发射频率；u 为声速；v_1 为接收器运动速率；α_1 为声源与接收器连线与接收器运动方向之间的夹角；v_2 为声源运动的速率；α_2 为声源与接收器连线与声源运动方向之间的夹角。

本实验声源保持不动，运动物体上的接收器沿声源与接收连线方向以速度 v 运动，则从

式（4-21-1）可得接收器接受到的频率为

$$f = f_0 \left(1 + \frac{v}{u}\right) \qquad (4\text{-}21\text{-}2)$$

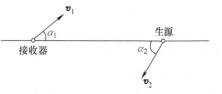

当接收器向着声源运动时，v 取正，反之取负。

若 f_0 保持不变，以光电门测量物体的运动速度，并由仪器对接收器接收到的频率自动计数，根据式（4-21-2），作 f-v 关系图可直接验证多普勒效应，且由实验点作直线，其斜率为 $k = f_0/u$，由此可计算出声速 $u = f_0/k$。

图 4-21-1　超声的多普勒效应示意图

由式（4-21-2）可知，

$$v = u\left(\frac{f}{f_0} - 1\right) \qquad (4\text{-}21\text{-}3)$$

若已知声速 u 和声源频率 f_0，通过设置，仪器以某种时间间隔对接收器接收到的频率 f 采样计数，由微处理器按式（4-21-3）计算出接收器的运动速度，由显示屏显示 v-t 关系图，或调阅有关测量数据，即可得出物体在运动过程中的速度变换情况，进而对物体运动状况及规律进行研究。

四、实验内容

1. 实验仪器的调节

实验仪开机后，首先要求输入室温，这是因为计算物体运动速度时要求代入声速，而声速是温度的函数。第二个界面要求对超声发生器的驱动频率进行调谐。调谐时将所用的发射器与接收器接入实验仪，二者相向放置，用右键调节发生器驱动频率，并以接收器谐振电流达到最大作为谐振的判据。在超声应用中，需要将发生器与接收器的频率匹配，并将驱动频率调到谐振频率，才能有效地发射和接受超声波。

2. 验证多普勒效应

实验仪调谐后，在实验的工作模式选择界面中选择"多普勒效应验证实验"，按确认键后进入测量界面。用右键输入测量次数，用下键选择"开始测试"，再次按确认键使电磁铁释放，光电门与接收器处于工作状态。

将仪器安置好，当光电门处于工作准备状态而小车以不同速度通过光电门后，显示屏会显示小车通过光电门时的平均速度与此时接收器接收到的平均频率，并可用下键选择是否记录此次数据，按确认键后即可进行下一次测试。

在完成测量次数后，仪器根据测量数据自动作 f-v 图，并显示与存储测量数据，记录测量数据于表 4-21-1 中。若测量点成直线，符合式（4-21-2）描述的规律，则直观地验证了多普勒效应。用作图法或线性回归法计算 f-v 关系图的斜率 k，由 k 计算声速 u，并与声速理论值比较 $\left[u_0 = 331\ (1 + t/273)^{1/2}\ (\text{m/s}),\ t\ \text{表示室温}\right]$。

表 4-21-1　多普勒效应的验证与声速测量

测量数据							直线斜率	声速测量值	声速理论值	百分误差
次数	1	2	3	4	5	6	$k/(1/\text{m})$	$u = f_0/k/(\text{m/s})$	$u_0/(\text{m/s})$	$(u - u_0)/u_0$
$v_n/\text{m/s}$										
f_n/Hz										

3. 研究匀变速直线运动，验证牛顿第二定律

导轨水平放置，重力砝码通过细线及滑轮牵引小车，$v-t$ 直线的斜率即为加速度 a，系统所受合外力为砝码重力（摩擦力忽略不计）。设小车质量为 $m_{车}$，砝码质量为 m，则小车加速度为

$$a = \frac{mg}{m_{车}} \tag{4-21-4}$$

用天平称量小车及砝码的质量，每次取不同质量的砝码放在砝码托上，记录每次对应的 m 值。

在仪器界面，工作模式选择"变速运动测量实验"，确认后进入设置界面。设置采样点总数为 8，采样步距为 50ms，用下键选择开始测试，按确认键使电磁铁释放小车，同时实验仪器按照设置参数自动采样。

采样结束后得到类似的界面显示 $v-t$ 图，用右键选择数据，将显示采样次数及相应速度（为避免电磁铁剩磁的影响，第一组数据不计，t_n 为采样次数与采样步距的乘积）。由记录的 t、v 数据求得 $v-t$ 直线的斜率，即为此次实验的加速度 a。

改变砝码重量，按以上程序进行新的测量。

注意事项：

四次实验所取砝码的质量尽可能差别大些。将得出的加速度 a 作纵轴，以砝码质量 m 作横轴，若为线性关系，符合式（4-21-4）描述的规律，则验证了牛顿第二定律，且直线的斜率应为重力加速度与小车的质量之比。

五、分析与思考

1）在本实验中，引起误差的原因有哪些？
2）设计一种具有其他特性的运动加以研究。

实验二十二 静电场和心电图的模拟

模拟法是用一种容易实现且方便测量的物理状态或过程。模拟一些不易观察、不便测量的物理状态或过程，前提条件是这两种状态或过程有一一对应的两组物理量，并且它们所满足的数学形式基本相同。

在实际工作中，有时需要了解带电体周围静电场分布的状况（例如示波管、电子显微镜、电子管中电极周围的静电场），但要用理论计算或直接测量的方法都很困难，而模拟法则是描绘静电场的一种方便而效果又较好的方法，本实验用模拟法描绘了静电场和心电偶大小和方向的变化，从而了解心电波产生的过程。

一、实验目标

1. 知识目标

1）学习用模拟法描绘静电场，并绘出等位线和电力线。
2）加深对电场强度和电势概念的理解。
3）模拟心电图进一步理解心电图的产生机理。

2. 能力目标

1）学会模拟心电图导联连接法，验证"中心电端"的电势为零。

2）能正确操作仪器并合理布局实验线路。

3. 价值目标

1）模拟的心电图波形与正常的心电图波形对比，引发学生思考事物间的关联性。

2）学生体会到物理知识在医学领域的妙用，引发学生积极探索，在实践中找到学习的乐趣。

二、实验仪器

直流稳压电源、静电场测试仪、固定探针、探针、检流计、导电纸、厚橡胶板、图钉、米尺、电源三个、滑动变阻器、导线。

三、实验原理

1. 描绘静电场

带电体周围都存在着静电场，要研究静电场，就要了解电场的分布，即要了解静电场中每处电场强度的大小、方向及电位的高低。一般来说，由于带电体形状不规则，用理论计算的方法去求静电场的分布比较困难，所以往往使用实验的方法去了解静电场的分布。但是要直接去探测静电场也存在很大的困难，因为探测电极的引入势必会破坏原来静电场的分布。因此，通常利用模拟稳恒电流场的办法来描绘静电场。模拟法基于这样一种思想：因为稳恒电流场与静电场具有相同的性质，遵守相同的规律，如都服从高斯定理和环路定理，所以它们不论在真空中还是在均匀的不良导电介质中所激发的电场的分布形状都是相同的。

本实验所描绘的同轴圆柱形电容器中的静电场由于其电力线总是在垂直于圆柱轴线的平面内，如图 4-22-1 所示，所以模拟的电流场的电流线也在这个平面内，因此，只要使用一张导电纸就可以模拟同轴圆柱形电容器中的静电场。

图 4-22-2 为静电场描绘仪产生稳恒电流场的部分，A 和 B 分别为电容器的内极板和外极板，它们都与导电纸保持良好接触。

根据欧姆定律，从极板 A 经过导电纸流到 B 的电流为

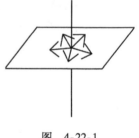

图　4-22-1

$$I = \frac{U_A}{R} \qquad (4\text{-}22\text{-}1)$$

式中，U_A 是稳压电源的输出电压；R 是 A、B 间的等效电阻，它取决于导电纸的厚度、大小和导电率，若认为导电纸是均匀的，同轴圆柱形电容器又是对称的，则流过导电纸的电流为

$$I = j \cdot 2\pi r h \qquad (4\text{-}22\text{-}2)$$

式中，h 为导电纸的平均厚度；r 为离开中心轴的距离；j 为 r 处的电流密度，它与该处的电场强度 E 成正比，即

$$j = \sigma E \qquad (4\text{-}22\text{-}3)$$

式中，σ 为导电纸的电导率。

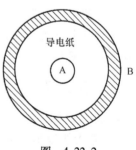

图　4-22-2

将式（4-22-3）中的 j 代入式（4-22-2），得到的 I 代入式（4-22-1），可以得到

$$E = \frac{U_A}{2\pi\sigma hR}\left(\frac{1}{r}\right) = c\,\frac{1}{r} \qquad (4\text{-}22\text{-}4)$$

式中，c 是一个常量。因为 U_A 及 R 在实验过程中是不变的，因此上式是稳恒电流场的电场强度分布表示式，与同轴圆柱形电容器中静电场的分布关系完全相同，所以用上述方法可以模拟真正的静电场。

由于电场强度是矢量，电位是标量，所以描绘电位比测绘电场强度容易，我们利用测绘等势线的方法描绘静电场的分布。图 4-22-3 和图 4-22-4（补偿法）为描绘等位线的电路图。

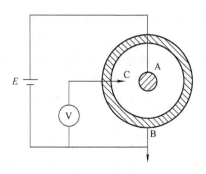

图 4-22-3

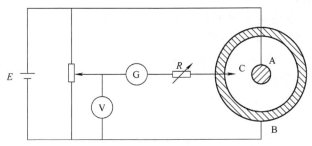

图 4-22-4

描绘静电场的实验装置和方法很多，有电解槽法、火花打点记录法、复印法、等臂记录法等，本实验采用的是等臂记录法，所使用的实验装置为静电场描绘仪，如图 4-22-5 所示。金属探针 D 和 C 在同一轴线上，C 是探针，D 是记录针。当探针找到某个等势点时，记录针 D 在平台的坐标纸上可按下一针孔，该针孔就代表了下边导电纸上相应的等势点。

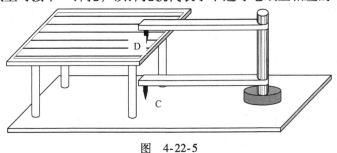

图 4-22-5

2. 心电图的形成

人体组织每一活动都伴随有电现象。当心脏活动时，大量心肌细胞极化形成电偶——心电偶，它在某一时刻的电偶极矩的矢量和，称为瞬时心电向量，它随心脏周期运动而同步改变，连接所有瞬时心电向量的箭头所形成的轨迹称为空间心电向量环。

当人体内存在心电偶时，人体体表就具有一定的电势，并且，体表电势随心电偶的大小和方向不断改变。理论证明心电向量在体表引起的电势由下式决定：

$$\varphi = K\frac{p}{r^2}\cos\theta \qquad (4\text{-}22\text{-}5)$$

式中，p 为心电向量的电偶极矩；r 为电偶中心到探测点的距离；θ 为瞬时心电向量与导联轴（电偶中心到探测点的直线）的夹角。

人体的组织和体液都是导电的，当兴奋在心肌中传播时，在人体的体表就可以测出与之对应的电势变化，这种随心动周期而变化的电势波形就是心电图。

3. 心电图的导联

将两电极置于人体体表的某两点，并与心电图机相连，便可将这两点的电势差导入心电图机中去，从而描绘出心电图来，这种引导体表电势与心电图机相连的电路叫作心电导联。常用的导联有双极肢体导联（或标准导联）、单极肢体加压导联、单极胸导联。

4. 心电模拟的方法

1）模拟心电的连接电路如图 4-22-6 所示，图中在爱氏三角的三个定点 R、L、F 即右手、左手、左腿为三个固定探极。左手、右手组成标 I 导联；左腿、右手组成标 II 导联；左腿、左手组成标 III 导联。如图 4-22-7 是正常人体的标 I、标 II、标 III 导联的心电图波形。

2）为了测得体表某一点的电势变化，必须找到零电势点。实践和理论证明 R、L、F 三点通过三个相等高电阻的连接点的电势为零，这个电势为零的连接点叫"中心电端"。

3）这里仅以心室除极时的 QRS 心电向量环为例来做模拟心电图实验，如图 4-22-8 所示。

瞬时心电向量设为匀速逆时针方向转动，心电向量环的箭尾 0 点与导联三角形的重心重合。心电向量用 0、1、2、3、4、5、6、7、8、9、10、11 等共 12 个向量表示。每个向量间的夹角为 30°，表示向量变化的时间。各心电向量的大小，即所加电压的伏特数与心电向量环上该点与箭尾 0 点的距离厘米数相一致（成比例）。如心电向量 1、2、3、4、5、6 与箭尾的距离分别为 1.1V、1.6V、2.0V、2.5V、4.2V、9V。电源的正极放在 1′、2′、3′、4′、5′、6′小圆孔内导电纸上。

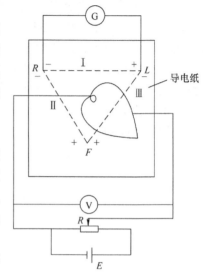

图 4-22-6　心电模拟的联接电路

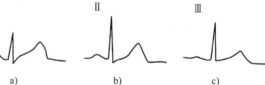

I　　　　　　　II　　　　　　III

a)　　　　　　　b)　　　　　　　c)

图 4-22-7　正常人体心电图
a) 标 I 导联　b) 标 II 导联　c) 标 III 导联

由于电偶极子的电矩 $p = ql$，而 l 实际上是极小的，为简化起见，这里 l 取定值为 2cm。在 l 不变时 p 与 q 成正比，也即由所加电压来决定，这样按顺序改变心电向量的电压数值，同时按顺序由导联中电流计 G（即检流计）测量出电流的数值，然后在坐标纸上即可绘出模拟心电图的 QRS 波形。

四、实验内容

1. 同轴圆柱形电容器静电场的描绘

思考图 4-22-3 与图 4-22-4 两种接法各有什么特点。写出两种接法的实验步骤，按照补偿法线路接线。要求描绘出 5~7 条等位线，每条等位线要由 10 个记录点确定。画出等位线后再画出电力线（不少于 6 条）。

（1）验证"中心电端"的电势为零

1）在导电纸上选取 *R*、*L*、*F* 三个点，使这三点对电偶中心均呈 120°，如图 4-22-9 所示。

2）将电偶两极置于图 4-22-9 中 *A*、*B* 位置处，并在 *R*、*L*、*F* 各点放一个探针，将这三个探针分别串联三个高电阻（100～500kΩ），然后连于一点 *T*，*T* 点即为心电图机上的"中心电端"。

3）将"中心电端"*T* 和探针 C 分别接在电流计 G 的两个接线柱上，把探针 C 放在电偶中心，观察"中心电端"的电势是否为零。

4）保持电偶中心不变，将电偶极子任意旋转，观察"中心电端"的电势是否为零。

（2）描绘模拟的心电图

1）在厚橡胶板上放好导电纸和绘有 *R*、*L*、*F* 三个顶点及 QRS 心电向量环的硬白纸，用图钉固定好。

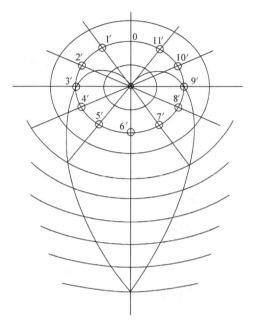

图 4-22-8 QRS 心电向量环

2）按图 4-22-6 连好电路，将电偶即电源的负极探针放在 0 点小圆孔内，将电源的正极探针依次放在心电向量环各对应位置 1′，2′，3′，4′，…上的小圆孔内，并加上相应的电压数，在导联线路的电流计上就可读出不同向量时在该导联上产生的电流数值。注意电流的正、负，并做好记录。

3）用坐标纸在横坐标上定出时间单位，纵坐标上定出电流单位，然后绘出 QRS 环在该导联上的电流（即电压）波形，这就是模拟的心电图波形。

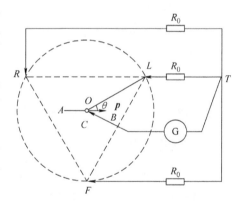

图 4-22-9 验证"中心电端"联线图

五、注意事项

1）操作中应避免电偶两探针短路，否则会损坏电源。
2）电偶探针及其他探针都应与导电纸有良好接触。

六、分析与思考

1）若验证"中心电端"的电势不为零，分析其原因。
2）将模拟的心电图波形与正常的心电图波形对比后，谈谈对这个实验的体会。
3）分析本实验中误差的来源。

第五章　设计性实验

实验二十三　液体比热容的测定

一、实验目标

1. 知识目标

1）掌握测定液体比热容的方法。

2）学会设计简单的热学实验。

2. 能力目标

1）通过设计测量方案，推导出实验计算公式，提高学生的综合实验能力。

2）测定甘油、水的比热容，培养学生利用理论知识解决实际问题的能力。

3. 价值目标

1）通过设计液体比热容的测定实验，通过学生独立思考，提升学生的自信心。

2）将电热法应用于实验，达到学以致用的目标。

二、实验仪器

电流量热器（两个）、电压表、电流表、导线（若干）、水、甘油等。

三、操作提示

1）单位质量的热容称为该物质的比热容。关于固体比热容的测定，在本书中有专门介绍，在这里要求测定液体的比热容。

2）考虑两个量热器的电阻不相等，推导出液体比热容的计算公式。

3）本实验可用比较法测量，用水作为比较对象。

4）测量时使两种液体的升温大致相同，散热条件基本相同。

5）量热器中的液体要适中，不能太多，也不能太少。

实验二十四　眼镜片焦距的测定

一、实验目标

1. 知识目标

1）掌握光具座的共轴等高调节。

2）学会测定眼镜片焦距的几种方法。

2. 能力目标

1）通过测定眼镜片焦距，培养学生设计简单光学实验的能力。

2）鼓励学生提出不同的方法，培养学生利用理论知识解决实际问题的能力。

3. 价值目标

1）进一步熟悉薄透镜的成像规律，使学生体会到温故而知新的意义。

2）实验仪器的拓展应用，提升实验资源的利用率。

二、实验仪器

光具座、眼镜片、光源、物屏、像屏、平面反射镜等。

三、实验要求

1）设计出几种测定薄透镜焦距的方法，推导出实验计算公式。

2）测定出眼镜片的焦距，并进行误差分析。

四、操作提示

1）在一定条件下，透镜成实像，用白屏接取实像，通过测定物距和像距，利用成像公式求焦距，这种方法称为物距－像距法。

2）保持物体与白屏的相对位置不变，并使其间距离大于四倍的焦距，当会聚透镜置于物体与白屏之间，可以找到两个位置，白屏上都能得到清晰的像，运用物像的共轭对称性求焦距，这种方法称为两次成像法。

3）利用平面反射镜的透镜组产生的平行光线反射回来，在物的位置上形成一个与物大小相等、方向相反的实像，这种方法称为自准直法。

实验二十五　热敏电阻温度计的制作

一、实验目标

1. 知识目标

1）了解热敏电阻的温度特性。

2）掌握热敏电阻温度计的原理及制作方法。

3）学会作热敏电阻温度计的标度曲线。

2. 能力目标

1）引导学生制作热敏电阻，独立设计并进行实验，提升学生探究能力和实践能力，为培养创新能力奠定基础。

2）制作热敏电阻温度计的标度曲线，提升学生对知识的应用能力。

3. 价值目标

1）了解电阻随温度的变化关系，使学生认识到事物间是相互联系、规律与规律之间是相互制约的。

2）实验仪器的拓展应用，提升实验资源的利用率。

二、实验仪器

热敏电阻、电流表、水银温度计、电炉、烧杯、电位器（3 个）、电阻（5 个）、电池、导线等。

三、实验要求

1）设计出热敏电阻温度计线路图。

2）调整零点。

3）调整满度电流。

4）给设计好的温度计定标。

四、实验注意事项

1）将热敏电阻从 0℃ 水拿到 50℃ 水之前，要用手握一下，以防炸裂。

2）当用电炉加热冰水混合物时，要用搅拌器不断搅拌，水银温度计与热敏电阻要尽量放在烧杯中部同一个位置上，以减小测量误差。测量时同组同学要密切合作，使测量与记录准确、无误。

实验二十六　酒精的折射率与其浓度关系的研究

一、实验目标

1. 知识目标

1）掌握用全反射法测定液体的折射率。

2）了解阿贝折射计的测量原理，熟悉使用方法。

3）研究酒精的折射率与其浓度的关系。

2. 能力目标

1）学会测量液体折射率的方法。

2）通过配制不同浓度的酒精溶液，测其折射率来培养学生的实验操作能力。

3. 价值目标

1）通过研究酒精的折射率与其浓度的关系，激发学生的探索欲。

2）拓展实验仪器的应用，提升实验资源的利用率。

二、实验仪器

光源、玻璃瓶及滴管、酒精、蒸馏水等。

三、实验要求

1）配制不同浓度的酒精溶液（10%，20%，30%，40%，50%，60%，70% 等）。

2）用图解法和最小二乘法得出酒精的折射率与其浓度的关系，并进行分析。

四、实验提示

1）测量前应做好棱镜面的清洁工作，以免在工作面上残留其他物质而影响测量精度。

2）必须对阿贝折射计进行读数校正，最简便的方法是用蒸馏水来校正。

实验二十七 利用硅压阻力敏传感器测量物质的密度

一、实验目标

1. 知识目标

1）利用硅压阻力敏传感器结合静力称衡法测量物质的密度。

2）推导出测量不溶于水的固体以及液体的密度的公式。

3）独立设计实验步骤与数据表格。

2. 能力目标

1）设计实验方案，经理论论证和实验测量的确可行，提升学生探究能力和实践能力，为培养创新能力奠定基础。

2）通过测量固体以及液体的密度，提升学生对知识的应用能力。

3. 价值目标

1）设计实验的基本方法，培养敢于探索的创新能力。

2）拓展实验仪器的应用，提升实验资源的利用率。

二、实验仪器

硅压阻力敏传感器、待测固体、待测液体、烧杯。

三、设计提示

本实验利用力敏传感器测力，硅压阻式力敏传感器由弹性梁和贴在梁上的传感器芯片组成，其中芯片由四个硅扩散电阻集成一个非平衡电桥。当外界压力作用于金属梁时，在压力作用下，电桥失去平衡，此时将有电压信号输出，输出电压大小与所加外力成正比，即

$$U = BF$$

式中，F 为外力大小；B 为硅压阻式力敏传感器的灵敏度；U 为传感器输出电压的大小。

实验二十八 超声波在空气中衰减系数的测定

一、实验目标

1. 知识目标

1）熟练应用声速测定实验仪与示波器。

2）设计超声波在空气中的衰减系数的测定方案。

3）独立设计实验步骤与数据表格。

2. 能力目标

1）设计合理的实验方案，提升学生的探究能力和实践能力。

2）设计超声波在空气中的衰减系数的测定方案，提升学生对知识和实验仪器的灵活应用能力。

3. 价值目标

1）进一步熟悉超声波理论，培养学生学以致用的品质。

2）拓展实验仪器的应用，提升实验资源的利用率。

二、实验仪器

声速测定实验仪、示波器、超声波换能器等。

三、设计提示

1）如果利用超声波接收器作反射面，则超声波接收器收到的合成波振幅为

$$A = A_0(1 + R)e^{-\alpha x} \tag{5-28-1}$$

因为超声波发生器和接收器是由同一材料制成，所以有

$$\frac{A}{A_0} = \frac{U}{U_0} \tag{5-28-2}$$

式中，U_0 是信号发生器输出的电压数值；U 是示波器显示的电压数值。

设超声波接收器在任意波峰位置处 x_i 时，示波器显示电压数值为 U_i，则

$$\ln\left(\frac{A}{A_0}\right) = \ln(1 + R) - \alpha x \tag{5-28-3}$$

令

$$y = \ln\left(\frac{A}{A_0}\right) = \ln\left(\frac{U_i}{U_0}\right) \tag{5-28-4}$$

$$b = \ln(1 + R) \tag{5-28-5}$$

则式（5-21-3）可以写成

$$y = b - \alpha x \tag{5-28-6}$$

利用直线拟合方法可以测量超声波在介质中的衰减系数。

2）在设计实验时，如果需要别的仪器可以向实验室提出。

实验二十九　用等厚干涉测量光波波长

一、实验目标

1. 知识目标

1）设计利用等厚干涉测光波波长的方法。

2）学会设计简单的光学实验。

2. 能力目标

1）设计利用等厚干涉测光波波长的方法，拓展学生的知识面。

2）鼓励学生提出测量光波波长的其他方法，培养学生利用理论知识解决实际问题的

能力。

3. 价值目标
1）进一步熟悉等厚干涉理论，使学生体会到熟能生巧的意义。
2）实验仪器的拓展应用，提升实验资源的利用率。

二、实验仪器

牛顿环、读数显微镜、光源、劈尖等。

三、实验要求

1）设计测量方案，推导出实验计算公式。
2）测定光波的波长。

四、实验提示

参考等厚干涉实验及其应用的实验内容。

实验三十　利用智能手机测重力加速度

一、实验目标

1. 知识目标
设计利用智能手机测量当地重力加速度的方法。
2. 能力目标
设计利用智能手机测量重力加速度的方法，拓展学生的知识面。
3. 价值目标
学生体会智能手机在实验教学中的应用，培养学生主动进取的探索精神。

二、实验仪器

硬件：固定支架、尼龙线、米尺、手机、硬币、磁铁块、胶带；软件：手机软件 phy-phox。

三、实验要求

1）设计测量方案，推导出实验计算公式。
2）测定重力加速度。

四、实验方法提示

方法 1：用手机的秒表功能测周期
1）搭建实验装置（固定支架、尼龙线、硬币）。
2）用米尺测量摆线有效长度，测量六次。
3）释放重物（硬币），用手机秒表功能，记录 30 个周期。

4）计算重力加速度。

方法 2：用手机的加速度传感器测周期

1）搭建实验装置（固定支架、尼龙线、手机）。

2）用米尺测量摆线的有效长度，测量六次。

3）释放重物（手机），手机预先打开 phyphox 软件→加速度传感器，记录 10 个周期的加速度数据，导出手机数据文件。

4）利用数据处理软件寻峰，用逐差法计算单摆周期。

5）计算重力加速度。

方法 3：用磁感应强度传感器测周期

1）搭建实验装置（固定支架、尼龙线、磁体块、手机）。

2）用米尺测量摆线的有效长度，测量六次。

3）将手机放置在平衡位置正下方，释放重物（磁铁块），预先打开手机的 phyphox 软件中的磁感应强度传感器，记录 10 个周期的磁感应强度数据，手机导出数据文件。

4）利用数据处理软件寻峰，用逐差法计算单摆周期。

5）计算重力加速度。

方法 4：用运动轨迹分析软件 tracker 测周期（选做）

录制单摆的摆动视频，通过 tracker 软件分析视频中摆球的运动情况，求出重力加速度。

附　　录

附录 E 20℃时常用固体和液体的密度

物质	密度/（kg/m³）	物质	密度/（kg/m³）
铝	2698.9	水晶玻璃	2900～3000
铜	8960	窗玻璃	2400～2700
铁	7874	冰	880～920℃
银	10500	甲醇	792
金	19320	乙醇	789.4
钨	13920	变压器油	840～890
铂	21450	甘油	1260
铅	11350	蜂蜜	1435
锡	7298	汽油	660～750
汞	13546.2	柴油	850～900
钢	7600～7900	蓖麻油	960～970
石英	2500～2800	海油	1010～1050
纸	700～1100	牛乳	1030～1040

附录 F 液体的黏度

液体	温度/℃	η/MPa·s
甘油	15	2.33×10^3
	20	1.49×10^3
	30	629
蓖麻油	10	2420
	20	986
	30	451

附录 G 几种金属及合金的电阻率 ρ （单位：ρ/Ω·m）

金属或合金	ρ
铜	1.5×10^{-8}
铝	2.5×10^{-8}
铁	8.7×10^{-8}
镍铬合金（60% Ni, 15% Cr, 25% Fe）	110×10^{-8}
铁铬铝合金（60% Fe, 30% Cr, 5% Al）	140×10^{-8}
锰铜合金（84% Cu, 12% Mn, 4% Ni）	48×10^{-8}

附录 H 几种物质的旋光率

物质名称	温度/℃	$[\alpha]_\lambda^t/[(°)·cm^3/g·dm]$
蔗糖＋水（$C = 26\%$）	20	66.52
葡萄糖＋水（$C = 5.5\%$）	20	52.76*
酒石酸＋水（$C = 28.62\%$）	18	9.82*

注：对 $\lambda_D = 589.3$nm 的 $[\alpha]_\lambda^t$ 值。

附录 I　几种物理常数

物质量	符号	SI 制
普朗克常数	h	$6.626 \times 10^{-34} J \cdot s$
真空中的光速	c	$2.9979 \times 10^{8} m/s$
电子的电荷	e	$1.6022 \times 10^{-19} C$
电子的荷质比	e/m	$1.7588 \times 10^{11} C/kg$
真空磁导率	μ_0	$4\pi \times 10^{-7} H/m$

附录 J　水的表面张力系数与温度的关系

温度/℃	表面张力系数/($\times 10^{-2} N/m$)
-5	7.64
0	7.56
5	7.49
10	7.422
15	7.349
18	7.305
20	7.275
25	7.197
30	7.118
40	6.966

附录 K　水的密度　（单位：g/cm^3）

温度/℃	0	1	2	3	4	5	6	7	8	9
0	0.9998	0.9999	0.9999	0.9999	0.9999	0.9999	0.9999	0.9999	0.9998	0.9998
10	0.9997	0.9996	0.9995	0.9994	0.9992	0.9991	0.9989	0.9988	0.9986	0.9984
20	0.9982	0.9980	0.9978	0.9975	0.9973	0.9970	0.9968	0.9965	0.9962	0.9959
30	0.9956	0.9953	0.9955	0.9947	0.9944	0.9940	0.9937	0.9933	0.9929	0.9926
40	0.9922	0.9190	0.9150	0.9911	0.9907	0.9902	0.9898	0.9894	0.9890	0.9885
50	0.9881	0.9876	0.9872	0.9867	0.9862	0.9857	0.9853	0.9848	0.9843	0.9838
60	0.9832	0.9827	0.9822	0.9817	0.9811	0.9806	0.9801	0.9795	0.9789	0.9784
70	0.9778	0.9772	0.9767	0.9761	0.9755	0.9749	0.9743	0.9737	0.9731	0.9725
80	0.9718	0.9712	0.9706	0.9699	0.9693	0.9687	0.9680	0.9673	0.9667	0.9660
90	0.9653	0.9647	0.9460	0.9633	0.9626	0.9619	0.9612	0.9605	0.9598	0.9591
100	0.9584	0.9577	0.9569							

附录 L　各种固体的弹性模量、切变模量和泊松比

名称	弹性模量 $E/(10^{10}\,\text{N/m}^2)$	切变模量 $G/(10^{10}\,\text{N/m}^2)$	泊松比 σ
金	8.1	2.85	0.42
银	8.27	3.03	0.38
铂	16.8	6.4	0.30
铜	12.9	4.8	0.37
铁（软）	21.19	8.16	0.29
铁（铸）	15.2	6.0	0.27
铁（钢）	20.1~21.6	7.8~8.4	0.28~0.30
铝	7.03	2.4~2.6	0.355
锌	10.5	4.2	0.25
铅	1.6	0.54	0.43
锡	5.0	1.84	0.34
镍	21.4	8.0	0.336
硬铝	7.14	2.67	0.335
磷青铜	12.0	4.36	0.38
不锈钢	19.7	7.57	0.30
黄铜	10.5	3.8	0.374
康铜	16.2	6.1	0.33
熔融石英	7.31	3.12	0.170
玻璃（冕牌）	7.1	2.9	0.22
玻璃（火石）	8.0	3.2	0.27
尼龙	0.35	0.122	0.4
聚乙烯	0.077	0.026	0.46
聚苯乙烯	0.36	0.133	0.35
橡胶（弹性）	$(1.5~5)\times10^{-4}$	$(5~15)\times10^{-5}$	0.46~0.49

附录 M　液体的表面张力

物质	接触气体	温度/℃	表面张力/$(10^{-3}\,\text{N/m})$
水	空气	10	74.22
	空气	30	71.18
	空气	50	67.91
	空气	70	64.4
	空气	100	58.9
水银	空气	15	487
乙醇	空气	20	22.3
甲醇	空气	20	22.6
乙醚	水蒸气	20	16.5
甘油	空气	20	63.4

附录 N　固体中的声速（沿棒传播的纵波）

固体	声速/(m/s)	固体	声速/(m/s)
铝	5000	锡	2730
黄铜（Cu70，Zn30）	3480	钨	4320
铜	3750	锌	3850
硬铝	5150	银	2680
金	2030	硼硅酸玻璃	5170
电解铁	5120	重硅钾铅玻璃	3720
铅	1210	轻氯铜银冕玻璃	4540
镁	4940	丙烯树脂	1840
莫涅尔合金	4400	尼龙	1800
镍	4900	聚乙烯	920
铂	2800	聚苯乙烯	2240
不锈钢	5000	熔融石英	5760

附录 O　液体中的声速（在 20℃ 下）

液体	声速/(m/s)	液体	声速/(m/s)
CCl_4	935	$C_3H_8O_3$（甘油）	1923
C_6H_6	1324	CH_3OH	1121
CHB_{r3}	928	C_2H_5OH	1168
$C_6H_5CH_3$	1327.5	CS_2	1158.0
CH_3COCH_3	1190	H_2O	1482.9
$CHCl_3$	1002.5	Hg	1451.0
C_6H_5Cl	1284.5	4.8%水溶液	1542

附录 P　气体中的声速（在 101325Pa、0℃ 下）

气体	声速/(m/s)	气体	声速/(m/s)
空气	331.45	HO（水蒸汽）（100℃）	404.8
Ar	319	He	970
CH_4	432	N_2	337
C_2H_4	314	NH_3	415
CO	337.1	NO	325
CO_2	258.0	N_2O	261.8
CS_2	189	Ne	435
Cl_2	205.3	O_2	317.2
H_2	1269.5		

参 考 文 献

1. 刘竹琴. 大学物理实验 [M]. 北京：高等教育出版社，2014.
2. 杨能勋，刘竹琴. 医用物理学实验 [M]. 西安：西安电子科技大学出版社，2011.
3. 王红理，俞晓红，肖国宏. 大学物理实验 [M]. 西安：西安交通大学出版社，2018.
4. 路玉滨，张宇，王艳丽. 医学物理实验 [M]. 哈尔滨：哈尔滨工程大学出版社，2010.
5. 杨述武，等. 普通物理实验：力学、热学部分 [M]. 5 版. 北京：高等教育出版社，2019.